レジデントのための
これだけ心電図

公立置賜総合病院
佐藤弘明

日本医事新報社

はじめに

勉強は順序が大切

　この本は、心電図の初学者（特に医大生、初期研修医、循環器病棟ナース）が効率よく勉強するために作った本です。

　私は臨床医として働きつつ、医師国家試験予備校の講師もしており、研修医や医大生に教えています。その際に私がいつも気にしているのは、教える**順序**です。心電図に限らず勉強は何でもそうなのですが、順序が大切です。同じ内容を勉強するにしても、順序が違うだけで、理解度やヤル気がものすごく変わってしまいます。

入門書と専門書

　参考書は大きく2種類に分かれます。薄くて通読しやすい入門書と、分厚い専門書です。「どちらの本で勉強すべきか？」ということがよく議論になりますが、どちらを読むかではなく、読む**順序**が大切なのです。

　まずは入門書で全体の流れをつかみ、それから専門書を読む、というのが良い順序です。入門書だけで満足してもいけませんし、最初から専門書を読もうとするのもお勧めしません。

　専門書は（すぐに覚える必要のない）細かい内容や例外を含んでいます（それが専門書の良さなのですが）。初学者がまず勉強すべき内容を優先的に書いているわけではありません。ですから、専門書を1ページ目から読んでいっても、理解すべきページにたどりつく前に「良くわからない」「難しい」となり、途中で挫折してしまう可能性が高いです。それでは意味がありません。

　これは私だけの意見ではありません。様々な勉強法について調べましたが、それらに共通するのが、まずはさらっと読める入門書で全体像を把握し、それからくわしい専門書を読んでみるというやり方です。最初から難しいボリュームのある本を読みましょう、なんて意見は聞いたことがありません。

入門書を選ぶ上での注意点

　ここで、入門書を選ぶ上での注意点について考えてみたいと思います。私が考える良い入門書の特徴は次の4つです。

- 初学者が学ぶべきことを、
- 初学者が学ぶべき順に書いてあり、
- （読みやすく楽しいため）最後まで通読することができ、
- （読み終えた後は）もっと勉強したい、専門書にも挑戦してみたいと思わせる本

　ページ数が少なく、なんとなく読みやすそうに見える心電図の本はいくつかあります。しかし、ただページ数を減らしただけで、上記の特徴を備えていなければ意味がありません。前著『看護の現場ですぐに役立つモニター心電図』を執筆するにあたり、類書はほとんど読んでみましたが、残念ながら内容や順序に関してあまりよく考えられていない本が多かったのです。「読みやすい」「もっと勉強してみたい」と思わせる入門書はなかなかないようです。

実際の場面がイメージできるか？

　分厚い本を見ると、心電図の様々なバリエーションが載っています。今の私はそれを見て、「こんな心電図変化もあるんだ。こんな患者が来たら気をつけよう。勉強になったな」と思うことができます。しかし、昔の私は「はぁ〜、こんなにたくさん覚えられないし、覚えたところでどう役に立つんだろう？」と思っていました。初学者の皆さんも同じ疑問を持っておられると思います。

　そこで、以下の点についてできるだけ具体的に記載するようにしました。

- この心電図はなぜ学ぶ必要があるのか？
- どのような場面で出くわすのか？
- この心電図を学ぶとどんな良いことがあるのか？
- どのように対処すればよいのか？

　実際の臨床でどのように役立つか、リアルな場面がイメージでき、よりモチベーションを持って勉強できるはずです。

　本書は、これから心電図を学ぼうとする人のことを徹底して考えて作られています。ですので、1ページ目から順に読んでいただくだけで、心電図について効率よく系統的に学ぶことができます。しかも、短期間で通読できるボリュームなので、大事な内容を漏れなく学ぶことができます。ぜひ本書で心電図の勉強をスタートしましょう。

本書の使い方

第 1 章から順に読んでください

　本書は、皆さんが学ぶべき内容を、学ぶべき順に記載しています。ですので、基本的には第 1 章から順に読み進めていくことをお勧めします。

覚えることと覚えなくてよいこと

　心電図の話からそれますが、「知識」について少し説明させてください。知識には大きく 2 種類あると思います。暗記すべき知識と暗記しなくてもよい（必要な時に本やネットで確認すればよい）知識です。勉強する上で大切なのは、この 2 つを分けることです。

　もちろん、すべての知識を頭に入れることができれば便利でしょうが、普通の人間には無理です。暗記しなくてもよい知識を無理やり頭に詰め込む作業はとても辛く、挫折する可能性が高いです。それでは意味がありません。覚えるべきことを覚え、覚えなくてもよいことは覚えない、というのが勉強をしていく上で大切になります。

　本書ではできるだけその旨を記載しましたので、覚えるべきことと、覚えなくてよいことを分けて学習するようにしてください。

短期間で読み切ることが大事

　何かを学び始めるとき、（本質と関係のない）細かいことが気になったりします。引っかかる気持ちは分かりますが、途中で止まらずに読み進めてください。本当に重要な事柄であれば、あとで必ず説明が出てきます。もし、どこにも説明がなく、疑問が解決されなくても、本書を読み終わる頃には重要なこととそうでないことの違いが分かり、あまり気にならなくなっているでしょう。

　いずれにせよ、入門書というのはどんどん読み進めることが大切です。本書は 200 ページちょっとありますが、1 日 1 ページずつ読もうという計画はお勧めしません。無駄な暗記はしなくて結構ですので、その分どんどん読み進めてください。1 日 10 ページ、休日など時間があるときは 50 ページくらい読み、早ければ 1 週間、遅くても 1 ヵ月で 1 周することをお勧めします。

1 周目が終わったら、2 周目に突入しましょう。1 周目では分からなかったことが分かるようになる可能性が高いです。また、1 周目では注目していなかった大事なポイントに気がつくかもしれません。可能なら 3 周読むことをお勧めします。

本書を読み終えたら

　本書を読み終わった後のことについては、「あとがき」に記載しました。本文を一通り勉強した後で読んでみてください（このように言われると今読みたくなりますよね。今見てもタメになりますので読んでもいいですよ。私なら読んでしまいます）。

目次

はじめに

本書の使い方

第1章　心電図を読む前に知っておくべきこと

1.1　お勧めしない勉強法 2
1.2　心電図は覚えるのか？ それとも考えるのか？ 5
1.3　心電図は2段階で読む 6
1.4　正常な心電図 10
1.5　刺激伝導系 11
1.6　P波とQRS波の意味 12

第2章　超緊急な不整脈

2.1　心室細動 14
2.2　心室頻拍 18
2.3　心静止 24
2.4　無脈性電気活動（PEA） 29
2.5　除細動の適応 32
2.6　AEDの使い方 34

第3章　緊急な不整脈

3.1　房室ブロックの基礎知識 38
3.2　第3度房室ブロック 41
3.3　第2度房室ブロック 48
3.4　洞不全症候群 52
3.5　心房細動 55
3.6　心房粗動 59
3.7　発作性上室頻拍 63

第 4 章　経過観察でよい不整脈

- 4.1　洞性頻脈 70
- 4.2　洞性徐脈 73
- 4.3　心室期外収縮 77
- 4.4　上室期外収縮 80
- 4.5　アーチファクト 82

第 5 章　不整脈アドバンス

- 5.1　心拍数の求め方 86
- 5.2　心拍数＝ 300 ÷マスの数で計算できる理由 88
- 5.3　上室性と心室性の QRS 幅の違い 90
- 5.4　第 2 度房室ブロックの分類 92
- 5.5　Wenckebach 型房室ブロック 94
- 5.6　第 1 度房室ブロック 97
- 5.7　洞不全症候群の分類 99

第 6 章　虚血性心疾患

- 6.1　心電図の縦軸の意味 102
- 6.2　等電位線と小文字の意味 104
- 6.3　QRS 波のバリエーション 105
- 6.4　誘導とは 108
- 6.5　心筋梗塞の心電図の見方 112
- 6.6　時間経過による波形の変化 114
- 6.7　どの誘導で異常が見られるか 119
- 6.8　前壁中隔梗塞 121
- 6.9　側壁梗塞 123
- 6.10　下壁梗塞 126
- 6.11　後壁梗塞 128
- 6.12　右室梗塞 132
- 6.13　ミラーイメージについて 134
- 6.14　狭心症の心電図の見方 136

6.15	ST低下の形	139
6.16	不安定狭心症	142
6.17	運動負荷心電図	144
6.18	冠攣縮狭心症	146

第7章　丁寧に見る心電図

7.1	肺血栓塞栓症	150
7.2	Brugada症候群	153
7.3	QT延長症候群	155
7.4	Torsades de pointes	158
7.5	WPW症候群	159
7.6	洞調律	163
7.7	たこつぼ心筋症	166
7.8	心膜炎・心筋炎	167
7.9	早期再分極症候群	168
7.10	ジギタリス効果	170
7.11	脚ブロックの病態	171
7.12	2枝ブロック	174
7.13	3枝ブロック	175
7.14	脚ブロックの心電図	177
7.15	電解質異常	182

第8章　複数の疾患を考える心電図

8.1	軸偏位	186
8.2	電気軸の求め方	188
8.3	回転異常	196
8.4	低電位差	199
8.5	高電位差	200
8.6	左室肥大	201
8.7	右室肥大	204
8.8	心房拡大	205

第 9 章　系統的な読み方と鑑別診断

　　0. パターン認識 213
　　1. 心拍数 213
　　2. 調律 214
　　3. 軸偏位 214
　　4. 回転異常 215
　　5. P 波 215
　　6. QRS 波 216
　　7. ST 変化 218
　　8. T 波 219
　　9. PQ 時間、QT 時間 220
　　10. 最後に 220

あとがき

第1章
心電図を読む前に知っておくべきこと

この章では、心電図を勉強する前に知っておくべきこと（勉強の仕方）について、私の経験をふまえて、次のことをお話しします。

- ☐ お勧めしない勉強法
- ☐ 早くから学ぶべきだったこと
- ☐ （できる人は無意識に行っている）心電図の分類

これを読めば、勉強の効率が何倍にも上がるかもしれません。逆に読まなければ、何年経っても心電図が読めるようにならないかも…。

「勉強の仕方」を知ることは、それくらい大切なことです。

第1章 心電図を読む前に知っておくべきこと

1.1 お勧めしない勉強法

　これから勉強を始めていきますが、先にお勧めしない勉強というか、効率の悪い勉強を知っておくことも大切です。これをやらないだけで心電図の勉強が楽になり、楽しいものになります。なお、これは学生のときに私がやってしまった勉強法です。

✗ 分厚い本を1ページ目から読む

　私自身もそうでしたが、医大生や研修医は完璧主義の人が多いようです。そして、完璧主義でやってしまうのが、最初から分厚い本を通読しようとすることです。私も学生の頃、心電図を勉強しようと思い、図書館で分厚い本を借りてきました。しかし、部活などで忙しく、ほとんど読まずに返してしまいました。

　これでは完璧どころかスタートさえしていません。仮に通読できたとして、その間は他の勉強をすることができません。医大生や研修医は心電図以外にも多くの科目を学ばなければならないのですから、どちらにせよ、あまり良い結果にはならないでしょう。最初から分厚い本を読むのはお勧めしません。

✗ 歴史を学ぶ

　分厚い本は大抵、最初の方で心電図の歴史が紹介されています。しかし、心電図の歴史を知っても、心電図が読めるようには一切なりません。これから心電図を学ぶ人にとって、まず最初に知るべき内容ではないのです。

✗ 活動電位を学ぶ

　心電図の本には、右図のような活動電位の説明が書いてあったりします。これを理解しなければ心電図を読めないんだと、学生の頃、私は思っていました。
　しかし、実際はそんなことはありません。心電図を読むには基本的に必要のない知識なのです。

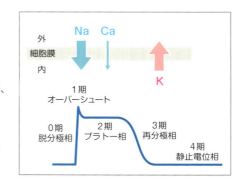

もちろん、これらの知識が価値のないものだと言うつもりは全くありません。今の心電図があるのは、この領域の研究成果のお陰です。ただし、日常臨床で心電図をツールとして使う人にとっては、必須の知識ではありません。初学者ならば、なおさらです。これから心電図を学ぼうとする人がまず学ぶべきものではありません。

✗ 正常値を覚える

　本によっては、次のような正常値が最初の方で書かれていることがあります。これも初学者がまず学ぶべきことではありません。

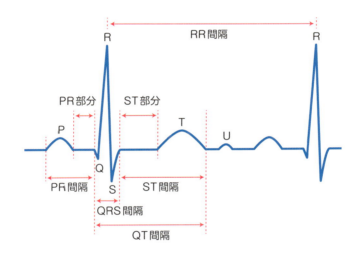

P波	幅	2.75 mm（0.11秒）未満
	高さ	2.5 mm（0.25 mV）未満
QRS波	幅	2.5 mm（0.10秒）以下
T波	形	左右対称
PR（PQ）間隔		3～5 mm（0.12～0.20秒）
RR間隔		15～25 mm（3～5マス）
補正QT時間		0.36～0.44秒

　より正確に言えば、「正常値がある」ということを認識することは必要ですが、「正常値を今覚える」必要はないのです。
　本書を読んでいる人の中にも、正常値を覚えようとして嫌になった人がいるかもしれませんが、仮に正常値を丸暗記したとして、心電図が読めるようにはなり

ません。正常か異常かの判断はできるようになるかもしれませんが、病気を特定することはできません。

早くから学ぶべきだったこと

逆に早くから学ぶべきだったことがあります。それは病態と症状です。

ある病気の心電図波形を学んだとして、その病気そのもの（病態）について知らなければ、実際の臨床では役に立ちません。心電図波形の知識も浅いものとなるでしょう。

同じように、症状を知ることも重要です。患者さんがどのような状態なのか（意識があるのかないのか、血圧は保たれているのかショックなのか）を知らないで、心電図の波形だけ勉強しても現実味がなく、勉強がつまらないものになるでしょう。本書では病態と症状について、なるべく詳しく記載しました。

また、波形を診断しても、治療法を知らなければ意味がありません。治療も勉強することが大切です。ただし、治療法を詳細に説明するとそれだけで一冊の本になり、心電図を学ぶのに支障が出てきます。ですので、「学生や研修医でもこれだけは知っておくべき」という治療を記載するようにしました。

心電図はなぜP波から始まるのか？

心電図はなぜA波ではなくP波から始まるのでしょうか？ P波、Q波、R波、S波、T波を命名したのはアイントーベンです。彼は、波の命名について詳しく記すことなく亡くなりました。なので、正解は分かりません。一説には、「最初の波をA波とした場合、もしその後の研究でA波より前に存在する波が見つかったときに名前が付けられなくなってしまうから」と言われています。諸説ある中の1つですが、未来のことまで考えて名前をつけるなんて流石ですね。

第1章 心電図を読む前に知っておくべきこと

1.2 心電図は覚えるのか？それとも考えるのか？

心電図は覚えるものでしょうか？　それとも考えるものでしょうか？

初学者の中には、「心電図が読める人は全く知らない心電図を見せられても自分で考え、解読できる。自分もそうなれるように勉強しよう」と思っている人もいるかもしれません。

ここで、私なりの考えを述べたいと思います。心電図は大きく3種類に分類することができます。

① 病態からほぼ完璧に心電図波形が推測できるもの
② 病態からある程度心電図波形が推測できるもの
③ 病態からは心電図波形を推測するのが困難なもの

①の心電図は、波形を丸暗記するよりも、まず病態を理解して病態から心電図所見を推測する方がはるかに楽です。丸暗記しようとすると辛いし、すぐに忘れてしまいます。

②の心電図も、ある程度は病態から波形を推測できます。ただし、一部は推測できない波形があり、また細かいところを理解するには教科書数ページ分の知識が必要になるものがあります。基本的には病態から波形を推測しますが、一部は丸暗記した方が早いし、忘れにくいです。

③の心電図は、基本的に波形を丸暗記するのがよいです。病態から心電図を推測することもできなくはありません。ただ、そのためには莫大な量の知識が必要になります。

この3種類を区別しないと、心電図の勉強はものすごく非効率的になってしまいます。心電図が得意な人は、おそらく無意識にこれらを区別し理解しているのではないでしょうか。

初学者がこれらを区別するのは難しいので、本書では「病態から心電図を推測した方がよいか」それとも「丸暗記してしまった方がよいか」について可能な限り記載しました。

第1章 心電図を読む前に知っておくべきこと

1.3 心電図は2段階で読む

　心電図はパッと見て判断すべきか？　それともじっくり見て考えるのか？　ということも気になります。この点をはっきりさせないと、このあとの勉強がスムーズにいきませんので確認しておきましょう。
　医師によって異なるかもしれませんが、心電図を読む過程は大きく2段階に分かれます。

第1段階：パターン認識

　第1段階は、数秒から遅くとも1分以内に、今すぐ対処しなければいけない致死的な心電図かどうかを判断します。短時間で判断しなければいけないので、考えている暇はありません。
　例えばこの心電図を見て、

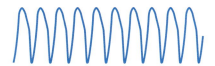

「あれ、普通の心電図とは違うな」
「P波がないのかな。QRS波も何か変だな」
「P波がないということは…」

などと考え込んではいけません。この心電図を見たらパッと「心室頻拍！」と診断できなければいけないのです。これが「パターン認識」です。1分1秒を争うような致死的な病気では、パターン認識できなければいけません。
　このように言うと、「そんなに暗記できません」と心配になる人もいるでしょう。でも、安心してください。100個も200個も覚える必要はないのです。

「不整脈14個＋虚血性心疾患」はパターン認識する

　パターン認識すべき心電図は、次に示す不整脈14個と虚血性心疾患（ST変化）の計15個です。

パターン認識すべき
超緊急な不整脈

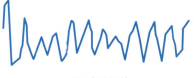
心室細動

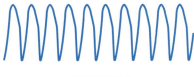
心室頻拍

心静止

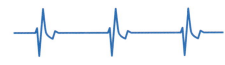
無脈性電気活動（PEA）

パターン認識すべき
緊急な不整脈

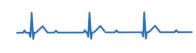
第3度房室ブロック

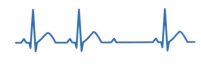
第2度房室ブロック

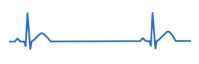
洞不全症候群

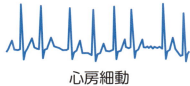
心房細動

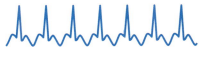
心房粗動

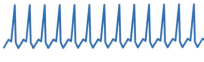
発作性上室頻拍

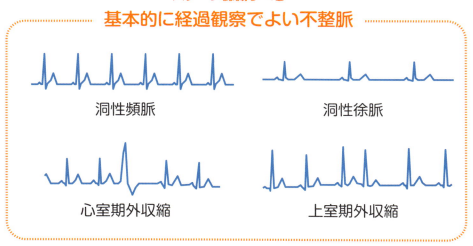

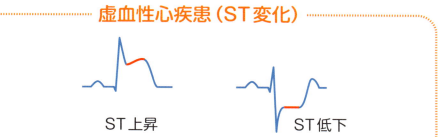

病態から心電図を推測できる

　上に示した15個の波形は、パターン認識できるようになる必要があります。ただし、それは心電図所見を丸暗記するということではありません。

　例えば、発作性上室頻拍を勉強するとします。発作性上室頻拍の心電図は、次のような特徴があります。

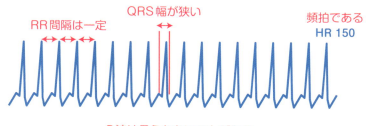

これらの心電図の特徴をひたすら覚えるのではありません。そんなことをしてもつまらないし、すぐに忘れてしまいます。

幸い、パターン認識する必要のある心電図のほとんどは、「病態から心電図を推測できる心電図」に分類されます。病態を理解することで、心電図所見を自分で導き出すことができるのです。とは言っても、心電図を前に5分も10分も所見を考えていては仕事になりませんし、国試では時間切れになってしまいます。

したがって、時間のあるときにあらかじめ病態と心電図の関連を頭に入れ、実際の臨床や国試ではパターン認識できるようになっておく必要があります。優秀な皆さんでしたら、1日もあれば大丈夫です。

第2段階：見落としのないようじっくり心電図を読む

上に示した15個の心電図は緊急性が高く、かつ波形も特徴があるのでパターン認識すべきですが、それ以外のすべての心電図がパターン認識できるわけではありません。ちょっと見ただけでは正常か異常かの判断が難しい心電図が存在します。それを診断するのが第2段階です。

緊急性の高くない心電図は、要点のみ頭に入れておく

第2段階の心電図はパターン認識しづらいのですが、幸い緊急性の高い病気は多くはないので、教科書で調べる時間はあります（医師になってからは、分からないことがあったら、教科書でもスマホでもいいのですぐに調べることが大切です）。

なので、第2段階の心電図は太い幹の部分のみ頭に入れ、細かいことはその都度調べるというスタンスがよいです。もちろん細かい知識をすべて頭に入れれば、第2段階の心電図をパターン認識できるようになりますが、ものすごく大変だと思います。初学者がそれを目指しても挫折するか、他の科目の勉強ができなくなるかのどちらかになるでしょう。あまりメリットはありません。

このように、第1段階と第2段階の勉強の仕方を区別することを強くお勧めします。今は何の心電図が第1段階で、何の心電図が第2段階で診断すべきか分からないと思いますが、以降の章で詳しく説明していきますので安心してください。

以上、すべきことと、すべきでないことが分かってきたかと思います。それでは実際に心電図の勉強を始めていきましょう。

第1章 心電図を読む前に知っておくべきこと

1.4 正常な心電図

　細かい理論や正常値は最初から覚える必要はない、と述べました。とはいえ、正常な心電図が全く分からなかったら話が進みませんので、ここで最低限のことを説明します。

正常な形

　これが正常な形です。まずは大体で良いので、この形を覚えてください。

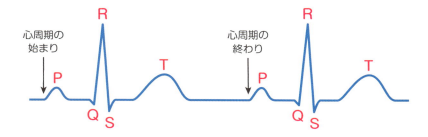

PQRST

　次に、波の名前を覚えましょう。順にP波、Q波、R波、S波、T波と名前がついています。

- 最初の小さい波がP波
- 次の下向きの尖った波がQ波
- 次の上向きの尖った波がR波
- 次の下向きの尖った波がS波
- 最後のちょっと大きな波がT波

※正確にはちょっと違うのですが、とりあえず今はこれでOKです。

　Q波、R波、S波をまとめて **QRS波** といいます。基本の波はP波、Q波、R波、S波、T波の5個だけです。細かい話をするとJ波、U波などもありますが、あまり気にしなくてよいです。まずはこの5個だけ覚えましょう。

1.5 刺激伝導系

第1章　心電図を読む前に知っておくべきこと

波形を理解するには、心臓の収縮に関する命令の流れを理解することが大事です。すでに学習済みかと思いますが、復習だと思ってご覧ください。

洞結節から命令が出て、心室まで伝わる

心房や心室は勝手に収縮しているのではありません。洞結節から命令が出てそれが心房や心室に伝わると収縮します。

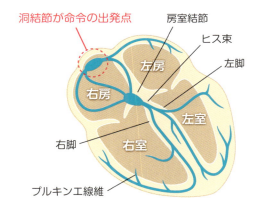

洞結節からの命令は、決まった経路（刺激伝導系）を通り、

洞結節 ➡ 心房 ➡ 房室結節 ➡ ヒス束 ➡ 左脚・右脚 ➡ プルキンエ線維 ➡ 心室

という順に伝わります。

この命令は、回数も重要です。正常な回数は1分間に50〜100回です。これが心拍数の正常値となります。心拍数の単位は「/分」と記載します。「回/分」ではありませんので注意しましょう。

※本によっては心拍数の正常値を60〜100/分としていることもあります。本書では覚えやすいように50〜100/分としました。どちらでも好きな方で覚えてください。

第1章 心電図を読む前に知っておくべきこと

1.6 P波とQRS波の意味

大事なのはP波とQRS波

　刺激伝導系を理解したところで、それが心電図にどのように表れるか見てみましょう。心電図の波の意味を正確に記載すると以下のようになります。

- P波は心房が脱分極し、心房が収縮した状態
- QRS波は心室が脱分極し、心室が収縮した状態
- T波は心室の再分極

しかし、実際の臨床で脱分極と再分極を意識することはほとんどありません。

- P波＝心房の収縮
- QRS波＝心室の収縮

と大ざっぱに考えた方が分かりやすいし、臨床や国試で困ることはありません。

　「T波の説明がない」と思われるかもしれませんが、心電図を読む際に重要なのはP波とQRS波です。T波が診断の決め手となる心電図はあまり多くありません。特に不整脈について解説するときは、P波とQRS波についてのみすることがほとんどです。しかし、なかにはT波が重要な心電図もありますので、それは個別に説明します。

　なお、心房は収縮する力が弱く、心室は収縮する力が強いので、P波は小さく、QRS波は大きくなります。

　以上が正常な心電図で覚えるべき基本です。もっと細かい正常値や原理が気になる人もいるでしょう。それらの細かいことを「今」学ぶメリットはありません。それより、**典型的な15個の心電図**を覚える方が確実に役に立ちます。もちろん、必要なときには正常値や原理を説明しますので、安心してください。

　それでは次の章から、典型的な15個の心電図を勉強していきましょう。まずは**14個の不整脈**からです。

第2章 超緊急な不整脈

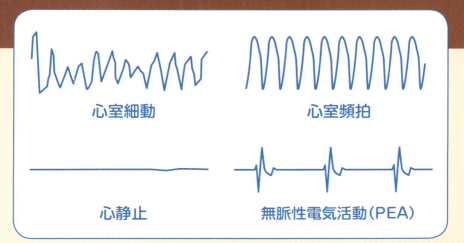

初学者が最初に学ぶべきで、かつパターン認識できなければいけないのは、「不整脈14個」と「虚血性心疾患」です。どちらも大事なのですが、勉強の効率を考え、不整脈から勉強していきます。

不整脈は大きく3つに分類できます。

- 学生だろうが研修医だろうがすぐに治療を始めなければいけない**超緊急**な不整脈
- 迅速な対応は必要だが、ある程度は時間に余裕のある**緊急**な不整脈
- 基本的には**経過観察**でよい不整脈

本書は大事な順に勉強していく方針ですから、不整脈の中でもすぐに対処しなければ即、命に関わる「超緊急」な4つの不整脈を最初に取り上げます。

第 2 章　超緊急な不整脈

2.1 心室細動
VF：ventricular fibrillation

　第 1 章では「心電図の勉強の仕方」を説明しました。ここからはいよいよ具体的な病気を見ていきます。まずは心室細動です。

　特に不整脈では、波形を勉強する前に、病態をしっかり理解することが大切です。症状も非常に大切です。

　例えば、今から勉強する心室細動は、患者さんは 100％ 意識がなく、脈も触れない状態です。無症状で元気そうにしているのに、心電図が心室細動ということは絶対にあり得ません。何かが間違っています（診断が違う、患者が違うなど）。ですので、病態と併せてどのような症状になるか考えることも重要です。

　というわけで、まずは病態と症状からです。

病態と症状

　心室細動は心室のいたるところで無秩序な命令が発生し、その結果、心室が適当に細かく震えている病気です。痙攣している、ということもできます。正座でしびれた脚と同じです。しびれると、うまく脚を動かすことができません。心室も同じで、きちんと収縮することができません。

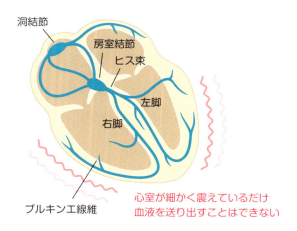

　その結果、血液を全身に送り出すことができず、**意識はなくなり脈は触れなくなります**。

心電図の波形

　心電図の波形は丸暗記するものではありません。病態から「こんな波形になりそうだなぁ」と思えるようになることが大切です。ここで、「活動電位など詳しい勉強をしていないから分かりません」などと思わないようにしてください。そこまで難しく考えず、「何となくこうなりそう」で大丈夫です。早速考えてみましょう。

　心室細動では心室が細かく震えているので、心電図でも細かく震えているような波形になります。波と波の間隔、波の幅、波の高さ、すべてにおいて一定ではありません。簡単に言えばめちゃくちゃで、規則性がありません。

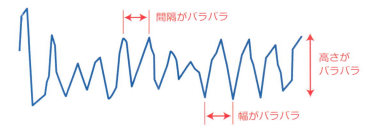

　この波形は非常に重要ですので、パターン認識できるようになりましょう。

すぐに行うべき対応

　私が心電図を学び始めた頃、「心電図の所見は分かったけど、実際にどう対応すればいいの？」ということが気になっていました。そこで本書では、心電図の所見だけではなく、その後の対応についても記載していきたいと思います。

　心室細動を見たらすぐに患者の元に駆けつけて、意識・脈があるか確認してください。絶対にないはずです（もしあれば心室細動ではありません）。すぐに胸骨圧迫、バッグバルブマスクと除細動が必要ですので、多くの人を呼びましょう。必要ならコードブルーを行ってください。AEDは学生や研修医でも使用できますので、指導医の到着を待たずに使ってください。

具体的な治療　　※詳細はガイドラインや専門書を参照してください

　治療は基本的に胸骨圧迫、バッグバルブマスクの継続と除細動です。人員がそろったらライン確保をし、アドレナリンの投与を行います。

そもそも、なぜ人は心室細動になるのでしょうか？　心室細動は結果であり、以下の病気が原因である可能性があります。上記の治療（対症療法）を行いつつ、根本的に治療すべき病気がないか鑑別していきます。

- アシドーシス
- 貧血
- 心タンポナーデ
- 高K血症
- 低体温
- 循環血液量減少
- 低酸素
- 心筋梗塞
- 中毒
- 肺血栓塞栓症
- 緊張性気胸

実際の症例

心電図の知識は、活用できないと意味がありません。ですので、実際の症例を通してどのように対応すべきかシミュレーションしていきましょう。特に研修医が遭遇する可能性の高い状況を想定して、進めていきたいと思います。

マラソン中に突然倒れた！！

ERで研修中に、60歳の男性が救急車で搬送されてきました。マラソン大会で走行中に突然倒れたとのことです。意識・脈はなく、救急隊員が胸骨圧迫、バッグバルブマスクを行っています。病院到着時のモニター心電図がこちらです。

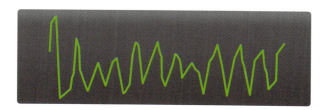

心電図の判断と初期対応

まずは意識、脈を確認します。おそらくどちらもないでしょう。脈が触れない状態を心停止と言いますが、心停止を起こす心電図は心室細動、心室頻拍、心静止、PEAのどれかです（後で詳しく説明します）。実際に心電図を見ると一切規則性がなく、心室細動と判断できます。

ERの人員が少なければ、人を呼びましょう。少なくとも指導医には必ず連絡してください。胸骨圧迫、バッグバルブマスクを継続し、除細動器（AED）の準備、ライン確保、アドレナリンの投与を行います。

本質を理解するための Q&A

最後に、心電図の本質を理解するための Q&A を用意しました。時間がなければ飛ばしてもよいですし、後から確認のため利用するのもありです。解答できたものには ✓ を付けるとよいです。

☐ 命令はどこから発生するか？
　⇒ 心室のいたるところから適当に。

☐ 心電図の特徴は？
　⇒ 全く規則性がないこと。

☐ 治療の中心は？
　⇒ 胸骨圧迫、バッグバルブマスク、除細動、アドレナリン。

AHA ガイドライン

治療について詳しく説明しようとすると、心電図の効率的な勉強の妨げになってしまうので、本書では要点のみにとどめました。詳しく学びたい場合は、ガイドラインや専門書を参照してください。ぜひ読んでいただきたいのが、アメリカ心臓協会（American Heart Association）が出している救命に関するガイドラインです。このガイドラインは治療は詳しく書いてありますが、心電図についてはある程度知っている前提で書いてあります。したがって、本書を読んでから AHA ガイドラインを読むと効果的です。

BLS・ACLS

救命は、知識があっても実際に行動できなければ意味がありません。実際に行動できるようになるにはトレーニングが必要です。AHA は救命の講習会を開催しており、特に BLS、ACLS が有名です。BLS は Basic Life Support の略で、主に胸骨圧迫、バッグバルブマスクのトレーニングを行います。ACLS は Advanced Cardiovascular Life Support の略で、主に除細動器や薬物療法のトレーニングを行います。どちらも有料ですが、それ以上にタメになりますので研修医のうちに受けておくことをお勧めします。

第2章 超緊急な不整脈

2.2 心室頻拍
VT：ventricular tachycardia

　心室細動と名前が似ていることから想像できるように、病態も似ています。どのようなところが似ていて、どのようなところが違うのかに注目しましょう。

病態と症状

　正常では、心臓を収縮させるための命令は洞結節から出ます。心室頻拍は心室から命令が出てしまう病気です。リズムは一定ですが非常にペースが速く、1分間に200回を超えることがあり、心室がものすごく速く収縮します。

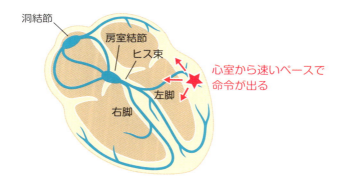

　一見すると、心拍数が多いとより多くの血液を送ることができ、問題がないような気がします。しかし、心拍数は多いほど良いというものではありません。
　試しに自分の手を心臓だと思って、握ったり開いたりしてみてください。最後までしっかり握り、最後までしっかり開きます。1秒間に1回、つまり60/分のペースなら難なくできるでしょう。次は1秒間に4回、つまり240/分のペースでしてみてください。最後まできちんと開いたり握ったりできないと思います。そして、10秒もしないうちに疲れるでしょう。これが心臓で起こるわけです。

　心拍数が多すぎると実際は「空打ち」の状態になってしまい、全身に血液を送ることができません。その結果、意識がなくなり、脈は触れなくなります。心拍数が比較的遅め（それでも100/分以上はあります）だと意識があり、脈も触れることがあります。

心電図の波形

心室がたくさん収縮するので、QRS 波がたくさん見られます。点線で囲った部分が 1 つの QRS 波です。

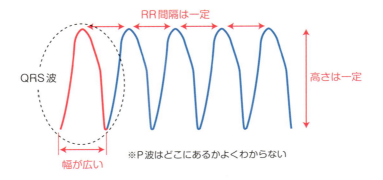

心室細動と違って、心室頻拍では一定のリズムで命令が出ているので、心室は一定のリズムで収縮します。そのため QRS 波と QRS 波の間隔（RR 間隔）は一定です。同じ場所から命令が出ているため、波の形や高さも同じになります。

心房は洞結節からの命令でいつも通り収縮しているので、P 波も存在するはずです。ところが、P 波は QRS 波と比べて小さいので、QRS 波に重なってしまい、どこにあるかよく分からなくなります。また、QRS 波は幅が広いという特徴があります。

QRS 幅で上室性・心室性を区別できる

QRS 波の幅が広いか狭いかは、心電図を考える上でとても大切なポイントです。QRS 波の幅（**QRS 幅**）とは、QRS 波の始まりから終わりまでの部分です。QRS 幅によって、次のように病気を絞り込むことができます。

- 幅が狭い ⇒ 上室から命令が出ている病気
- 幅が広い ⇒ 心室から命令が出ている病気

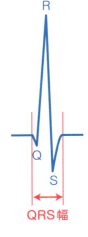

例外はありますが、まずはこのように覚えましょう。初めのうちはあまり例外を気にしないのがよいです。理由は後で説明しますので、今は QRS 波の幅によって病気を絞り込むことができる、と覚えてください。

なお、「上室」とは「心室より上」という意味で、心房、房室結節、ヒス束を

あわせた表現です。

QRS 幅の狭い / 広いの基準は？

　ここで、幅が狭いとか広いって、どのくらいのことを言うの？　そもそも正常値は？　ということが気になります。QRS 幅に限らず、正常値はこのように疑問に思ったときに調べるのがよいです。

　QRS 幅が狭い・広いというときの基準は、「小さい四角 3 個」です。

- QRS 幅が狭い：小さい四角 3 個未満
- QRS 幅が広い：小さい四角 3 個以上

正常心電図の QRS 幅は小さい四角 3 個未満であり、「狭い」に入ります。

「四角」という言葉が出てきました。これについて少し説明しましょう。
　まず、心電図を何で見るかですが、モニターの画面には四角はありません。ですので、四角を数えるときは紙に印刷する必要があります。実際に印刷するとこのようになります。

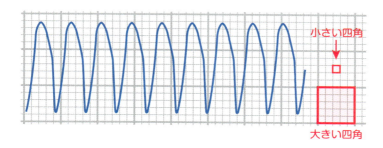

小さい四角（細い線）と、大きい四角（太い線）があるのがわかります。

- 小さい四角を「目盛り」
- 大きい四角を「マス」

と言います。5 目盛りで 1 マスになります。

　※例えば「3 目盛り」と言いたいときに、「3 マス」と言い間違うと、15 目盛りの意味になってしまいますから注意してください。

話を QRS 幅に戻します。次の心電図で QRS 幅が目盛り（つまり小さい四角）何個分か数えてみましょう。

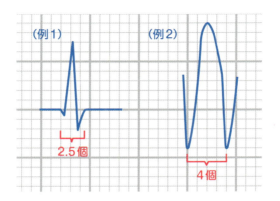

例 1 は目盛り 2.5 個なので QRS 幅が狭い、例 2 は目盛り 4 個なので QRS 幅が広い、となります。それぞれ英語で narrow、wide と表現します。

左ページに示した心室頻拍の心電図は目盛り 4 個分なので、QRS 幅は広い（wide）となり、心室から命令が出ている病気であることが分かります。

すぐに行うべき対応

心室頻拍は心拍数が比較的速いと脈は触れず、意識もなくなります。心拍数が比較的ゆっくり（それでも 100/ 分以上）だと脈が触れ、意識もあります。前者を**脈なし VT**（無脈性 VT）、後者を**脈あり VT** と呼びます。それぞれ対応が異なります。

脈なし VT か、脈あり VT かは、心電図からは判断できません。実際に意識や脈を確認する必要があります。

脈なし VT

当然ですが、脈なし VT の方が緊急性が高いです。脈なし VT の対処は心室細動と同じです。つまり、胸骨圧迫、バッグバルブマスクを開始し、除細動器の準備をします。

脈あり VT

脈あり VT の場合は胸骨圧迫、除細動は行いません。呼吸していなければバッグバルブマスクを行います。

具体的な治療　※詳細はガイドラインや専門書を参照してください

脈なし VT

　胸骨圧迫、バッグバルブマスクを継続し、除細動を行います。人員がそろえばライン確保しアドレナリンの静注を行います。心室頻拍は結果であり、以下の疾患が原因となっている可能性があります。上記の治療（対症療法）を行いつつ、根本的に治療すべき疾患がないか鑑別していきます。

- アシドーシス
- 貧血
- 心タンポナーデ
- 高K血症
- 低体温
- 循環血液量減少
- 低酸素
- 心筋梗塞
- 中毒
- 肺血栓塞栓症
- 緊張性気胸

脈あり VT

　脈ありの場合、安定か不安定かによって治療法が異なります。安定なら薬物治療、不安定ならカルディオバージョンが主な治療になります（カルディオバージョンについてはAHAガイドラインを参照してください）。

　ここで言う「安定」と「不安定」は、AHAガイドラインに出てくる表現です。下記がみられたら不安定、どれもなければ安定となります。

- 低血圧
- 急性意識障害
- ショックの徴候
- 虚血性胸部不快感
- 急性心不全

> **実際の症例**

待合室で倒れた！！

詳細は不明ですが、60代の女性がERの待合室で倒れました。看護師によってすぐにモニター心電図が装着され、そのときの心電図がこちらです。

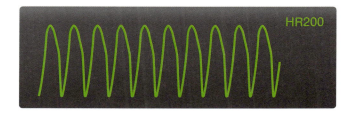

心電図の判断と初期対応

倒れた人をみかけたら、どのような場合でもまず意識と脈を確認してください。今回の患者さんは意識も脈も、どちらもありません。心電図は高さ、RR間隔が規則的で、幅の広いQRS波がたくさん出ており、心室頻拍と診断できます。脈がないので、「脈なしVT」です。

すぐに胸骨圧迫、バッグバルブマスクを開始し、できるだけ多くの人を呼びましょう。続いて除細動器（AED）の準備、ライン確保、アドレナリン投与を行います。

> **本質を理解するためのQ&A**

☐ 命令はどこから出る？
　⇒ 心室から速い命令が一定間隔で出る。

☐ 心電図の特徴は？
　⇒ 頻拍で、QRS幅は広く、RR間隔、高さは一定。

☐ 脈なしVTの治療は？
　⇒ 胸骨圧迫、バッグバルブマスク、除細動、アドレナリン。

第2章　超緊急な不整脈

2.3 心静止 asystole

次は心静止（しんせいし）です。名前が似ているものに心停止（しんていし）がありますが、別物です。定義をしっかり確認することが大切です。

病態と症状

心臓を収縮させるには洞結節からの命令が必要です。心静止はその命令が全く出ていない状態です。命令がないので心房も心室も収縮しません。

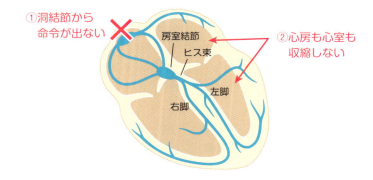

その結果、全身に血液を送ることができず、意識がなくなり、脈は触れなくなります。

心電図の波形

心房も心室も収縮していないので、P波もQRS波も見られません。T波は必ずQRS波の後に出るものですから、QRS波がなければT波もありません。よって、心電図はずっと平ら（フラット）なままで何も変化しません。

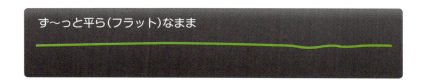

「心停止も心電図がフラットになるんじゃないの？」と思った人がいるかもしれませんが、それは違います。「心静止」と「心停止」の定義を確認しましょう。

心静止は、心電図で波形が平ら（フラット）な状態がず〜っと続くものです。この定義から分かるように、診断は心電図で行います。

心停止は、脈（頸動脈）が触れない状態です。この定義から分かるように、診断は身体所見で行います。心電図がフラットかどうかは関係ありません。例えば、心室細動や心室頻拍では波形がありますが脈は触れません。つまり心静止以外でも心停止になります。

心停止の原因は4つあります。これは大事なのでぜひ覚えましょう。

心停止の原因 ┫
- 心室細動
- 心室頻拍
- 心静止
- PEA

すぐに行うべき対応

電極が外れていても心電図はフラットになりますので、すぐに患者さんのところに行き、電極、意識、脈を確認しましょう。電極がきちんと付いており、かつ意識、脈がない場合は心静止です。

対処は大きく2つに分かれます。予期せぬ心静止の場合と、予期された心静止の場合です。DNRオーダーがあるかないか、と言うこともできます。

DNRはdo not resuscitateの略で、「蘇生しない」という意味です。心肺停止になったとき、心肺蘇生を行うかどうかを取り決めたものです。基本的に無用な延命を行わないためのものです。

予期せぬ心静止の場合（DNRオーダーなし）

例えば、虫垂炎の手術や骨折の手術、検査目的の入院中など、一般的に死が予期されない場合の心静止は、すぐに胸骨圧迫、バッグバルブマスクが必要です。できるだけ多くの人数を呼びましょう。必要ならコードブルーを行います。除細動は行いません。

予期された心静止の場合（DNR オーダーあり）

例えば癌の末期や状態の悪い高齢者では DNR オーダーがとられていることが多いと思います。亡くなった場合、心電図はフラットになりますが、胸骨圧迫、バッグバルブマスクは行いません。

具体的な治療　※詳細はガイドラインや専門書を参照してください

DNR オーダーなし

胸骨圧迫、バッグバルブマスクを継続し、ライン確保、アドレナリンの投与を行います。心静止は結果であり、以下の疾患が原因となっている可能性があります。上記の治療（対症療法）を行いつつ、根本的に治療すべき病気がないか鑑別していきます。

- アシドーシス
- 貧血
- 心タンポナーデ
- 高 K 血症
- 低体温
- 循環血液量減少
- 低酸素
- 心筋梗塞
- 中毒
- 肺血栓塞栓症
- 緊張性気胸

DNR オーダーあり

死亡確認を行います。

実際の症例

おそらく次の 2 つの場面で遭遇することが多いでしょう。

▶ 症例 1：自宅で倒れていた！！

80 歳の女性。自宅で倒れているのを家族が発見し、救急要請を行いました。ER 到着時に意識はなく、脈は触れません。救急隊員が胸骨圧迫、バッグバルブマスクを行っています。来院時の心電図がこちらです。

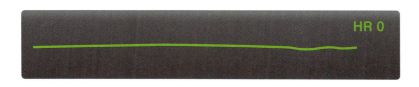

心電図の判断と初期対応

意識がなく、脈が触れないので「心停止」です。心停止の原因は心室細動、心室頻拍、心静止、PEAのどれかです。実際の心電図を見るとフラットなので、「心静止」と診断できます。

予期されない心停止であり、DNRオーダーはありません。したがって、胸骨圧迫、バッグバルブマスクの継続が必要です。ライン確保を行い、アドレナリンの投与を行います。

▶ 症例2：末期癌で入院中

呼吸器科を研修中に担当した、87歳の肺癌の末期患者です。鎮痛のためモルヒネを使用しています。食事をとれない状態が続き、意識はほぼありません。ナースステーションのモニター心電図で心拍数がゆっくりになってきたと思っていたら、次のようになりました。

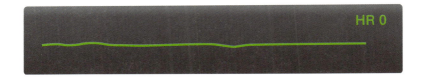

心電図の判断と初期対応

心電図がフラットになっています。心静止か電極の外れと推測します。どちらにせよ、すぐに患者さんの状態を確認する必要があります。意識、脈拍、呼吸状態を確認し、脈・呼吸がなければ死亡確認を行います。

本質を理解するためのQ&A

❏ 心静止と心停止はどうやって診断する？
　⇒ 心静止は心電図、心停止は脈。

❏ 心静止の対応は？
　⇒ DNRオーダーなしなら胸骨圧迫、バッグバルブマスク、アドレナリン。
　⇒ DNRオーダーありなら死亡確認。

死亡確認の方法と道具

死亡確認の方法は、学生時代に習うことはあまりありませんが、医師になると必須の知識です。

死亡確認とは、死の三徴（心停止、呼吸停止、瞳孔散大）を確認することです。このとき必要なのは、

- 聴診器
- ペンライト
- 腕時計

です。心停止は脈が触れないこと、聴診器で心音が聞こえないことを確認します。同時に呼吸音が聞こえないことを確認し、呼吸停止とします。瞳孔にペンライトを当て、瞳孔散大を確認します。上記のすべてを確認した時刻を死亡時刻とします。時刻を確認する際、PHSでも構わないのですが、腕時計の方がご家族の印象が良いと思います。

第2章 超緊急な不整脈

2.4 無脈性電気活動
PEA：pulseless electrical activity

普段の臨床では、日本語の「無脈性電気活動」ではなく、PEA（ピーイーエー）と呼ぶことが多いです。

病態と症状

PEAとは、「電気活動はあるんだけど、脈がない状態」のことです。もっと分かりやすく言うと、「心電図波形はあるんだけど、脈が触れない状態」です。脈がないので全身に血液は送られていません。したがって意識もありません。

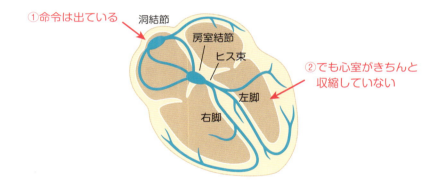

心電図の波形

特に決まった波形はありません。何かしらの波形は出ているが、脈（頸動脈）が触れなかったらPEAです。一見、正常の波形に見えても、脈が触れなかったらPEAです。

右の心電図はすべてPEAです。

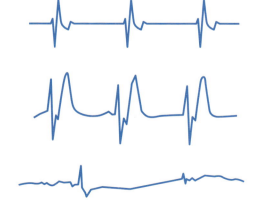

でも、「波形があるのに、なぜ脈が触れないのか？」ということが気になります。それは心臓が弱っているからです。心臓が弱っていてきちんと収縮できないので、脈が触れないのです。

　再確認ですが、これらの波形が見られたら絶対に PEA というわけではありません。脈が触れなかったら PEA です。なお、心室細動と心室頻拍も脈が触れませんが、PEA には分類しません。なぜかというと、心室細動・心室頻拍と PEA では治療が異なるからです。

すぐに行うべき対応

　胸骨圧迫、バッグバルブマスクが必要です。できるだけ多くの人を呼びましょう。除細動は行いません。

具体的な治療　※詳細はガイドラインや専門書を参照してください

　胸骨圧迫、バッグバルブマスクを継続し、ライン確保、アドレナリンの投与を行います。

　PEA は結果であり、以下の疾患が原因となっている可能性があります。上記の治療（対症療法）を行いつつ、根本的に治療すべき病気がないか鑑別していきます。

- アシドーシス
- 貧血
- 心タンポナーデ
- 高 K 血症
- 低体温
- 循環血液量減少
- 低酸素
- 心筋梗塞
- 中毒
- 肺血栓塞栓症
- 緊張性気胸

実際の症例

食事の最中、心肺停止に！！

79歳の女性が食事中にむせ、苦しそうにした後で意識がなくなりました。救急隊到着時、脈が触れない状態でしたので、胸骨圧迫が開始されました。呼吸もないのでバッグバルブマスクが行われています。来院時の心電図がこちらです。

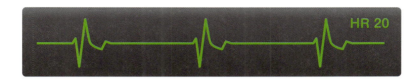

心電図の判断と初期対応

救急隊から「脈がない」との連絡があった時点で、心停止と考えます。心停止なので心室細動、心室頻拍、心静止、PEAのどれかです。むせた後に心停止になったので、食物による窒息が原因かもしれません。すぐに吸引できるよう準備をしておきましょう。

来院時の心電図を見ると、波形はあるので心静止ではありません。心室細動や心室頻拍でもなさそうです。もし脈がなかったら、PEAとなります。胸骨圧迫、バッグバルブマスクを継続し、ライン確保、アドレナリンの投与を行います。除細動は行いません。

本質を理解するためのQ&A

❑ PEAの定義は？
　　⇒ 波形はあるが脈が触れない（心室細動、心室頻拍を除く）。

❑ PEAの治療は？
　　⇒ 胸骨圧迫、バッグバルブマスク、アドレナリン投与。除細動は行わない。

第2章 超緊急な不整脈

2.5 除細動の適応

　この章では、心停止の原因になる4つの不整脈（心室細動、心室頻拍、心静止、PEA）について勉強しました。この4つのすべてで除細動を行うわけではないのに気づいたでしょうか？

　心静止とPEAには、除細動を行いません。

　除細動は、心臓を動かすものではありません。除細動は心筋を脱分極させ、心静止させるのが目的です。それに続いて洞結節の自発的な命令が回復し、正常な心電図に戻るのを期待します。
　したがって、除細動は心静止にする必要がある場合のみ適応になります。4つの不整脈について除細動が必要かどうか、1つずつ確認していきましょう。

心室細動

　心室からめちゃくちゃな命令が出ています。除細動で心静止にした方が良さそうです。

心室頻拍

　心室頻拍は脈の有無で対応が異なるのでした。

脈なしVT

　脈がない場合は命令が早すぎるのが原因です。除細動で心静止にした方が良さそうです。

脈ありVT

　脈がある場合は除細動は行いません。仮に除細動を行ってしまうと、心静止になり脈がなくなってしまいます。もちろん、心静止になったあと正常な脈に戻る可能性もありますが、戻らない可能性もあります。せっかく脈がある状態の人にリスキーな治療をしてはいけません。ただし、不安定な場合はカルディオバー

ジョンを検討するのでした。

心静止

もともと心静止の状態の人に、除細動で心静止にするメリットはありません。したがって除細動の適応はありません。

PEA

PEA では命令が出ています。しかし、心筋がそれに対応できない状態です。除細動で心静止にするメリットはなく、適応はありません。

大事なので繰り返します。

除細動の適応は、心室細動と脈なし VT です。

第2章 超緊急な不整脈

2.6 AEDの使い方

　除細動器はマニュアルタイプと自動タイプがあります。ここでは、自動タイプで誰でも使える自動体外式除細動器（AED）の説明をします。が、その前に大事なポイントがあります。

AEDを準備している間も胸骨圧迫を継続すること！

　AEDが手元に来るまで、ただ待っていることがないようにしましょう。

適応は「脈が触れない人」

　除細動の適応は心室細動と脈なしVTでした。しかし、心電図を付けていない場合は、心室細動か脈なしVTかどうかは分かりません。ですので、

「意識がなく、脈も触れない状態」

であればAEDを使用してください。これには心静止とPEAも含まれますが、器械がショックの適応でないと判断し、作動しませんので心配はいりません。
　逆に、脈ありVTではAEDが作動してしまいますので、脈が触れないことは必ず確認してください。

AEDの使い方

　PHILIPS製のAEDを例に説明します。

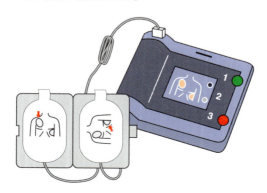

❶ 電源を入れる

［1］のボタンを押して電源を入れます。

❷ パッドを貼る

図のように心臓を挟んでパッドを貼ります。少し強めにしっかり貼ってください。パッドにも貼る位置のイラストが描いてありますので、参考にしてください。

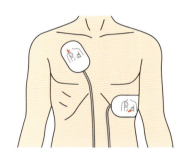
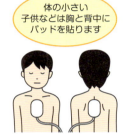

体の小さい子供などは胸と背中にパッドを貼ります

❸ コネクターを差し込む

パッドを貼ったらコネクターをAED本体に差し込みます。電気ショックが必要かどうか、自動で判断します。

❹ AEDの指示に従う

AEDが自動で解析を行い、次のどちらかの音声が流れます。

「ショックの適応です」

ショックの適応があるので、一時的に胸骨圧迫を中止し、全員が離れたのを確認してから［3］のボタン（ショック開始）を押します。ショックが行われます。ショック終了後はすぐに胸骨圧迫を再開します。

「ショックの適応ではありません」

ショックの適応でない場合は、すぐに胸骨圧迫を再開します。

どちらの場合も、自己心拍が再開したら胸骨圧迫は終わりです。自己心拍が再開しない場合、2分後に自動的に解析が始まりますので、先ほどと同様、音声に従います。以降、これを繰り返します。

第3章

緊急な不整脈

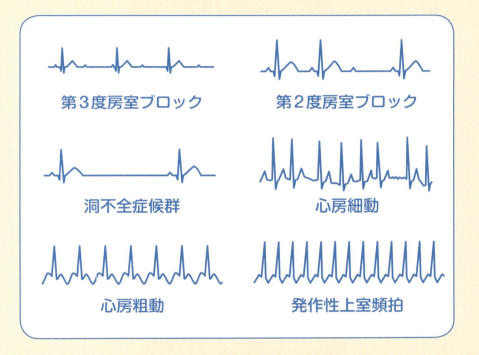

この章では、6つの「緊急な不整脈」について勉強します。前章の「超緊急な不整脈」ほどではありませんが、やはり迅速な対応が必要な不整脈です。

第3章　緊急な不整脈

3.1 房室ブロックの基礎知識

　まずは房室ブロックから学んでいきましょう。房室ブロックはいくつも分類があるので難しく感じるかもしれませんが、細かい分類よりも、そもそも「房室とは何か？」「ブロックとは何か？」ということから理解することが大事です。

ブロックとは何か？

　房室ブロックの「房」は心房、「室」は心室を指し、「ブロック」とは命令の伝わりが悪いことを言います。つまり、房室ブロックとは、心房まで伝わった命令がその先の心室に伝わらない状態です。

　心房から心室までは、

　　心房 ➡ 房室結節 ➡ ヒス束 ➡ 左脚・右脚 ➡ プルキンエ線維 ➡ 心室

と伝わるのでした。途中のどの部分に障害があっても、心室へ命令が伝わらなそうです。ただ、ヒス束から心室へは3つの経路（左脚前枝、左脚後枝、右脚）があります。これらがすべて障害される可能性は低いです。

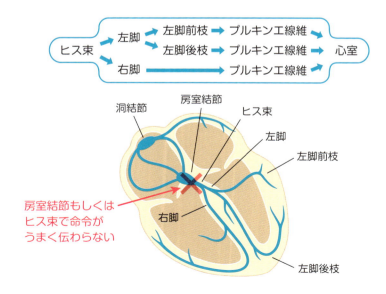

つまり、実際に起きている房室ブロックは、「房室結節もしくはヒス束で命令が伝わらない状態」と言えます。

心室に命令が伝わらないとどうなる？

心室に命令が伝わらないと、どのような心電図になるか考えてみましょう。

A. 心室に一切命令が伝わらない場合

まずは一切命令が伝わらなかった場合です。心室は収縮しないのでQRS波は見られません。心房には命令が伝わっているので心房は収縮しP波が見られます。心電図は次のようになりそうです。

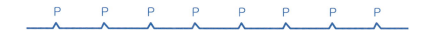

B. 心室に命令が伝わったり、伝わらなかったりする場合

ここが分かりにくいところですが、房室ブロックでは毎回必ず命令が伝わらないわけではありません。場合によっては伝わることもあります。つまり、伝わったり、伝わらなかったりします。命令が伝わったときはQRS波が見られます。心電図は次のようになります。

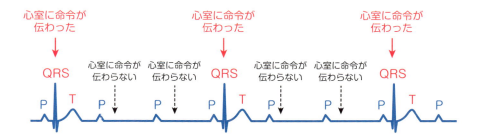

C. 心室に命令が毎回伝わるが、伝わり方が遅い

　これも理解しにくいのですが、ブロックといいながら、毎回命令が伝わっている場合があります。この場合、一見すると普通の心電図のように見えます。

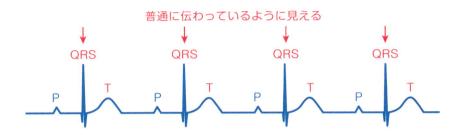

　上記 ABC は、それぞれこんな名前がついています。

A（命令が一切伝わらない）：**第3度房室ブロック（完全房室ブロック）**
B（命令が伝わったり、伝わらなかったり）：　**第2度房室ブロック**
C（命令が普通に伝わっているように見える）：**第1度房室ブロック**

第3章 緊急な不整脈

3.2 第3度房室ブロック
Third-degree atrioventricular block

まずは、緊急性が一番高い第3度房室ブロックからです。**完全房室ブロック**とも呼ばれます。

病態と症状

房室ブロックとは、心房に伝わった命令が心室に伝わらない状態でした。そのなかでも「一切命令が伝わらない」のが第3度房室ブロックです。

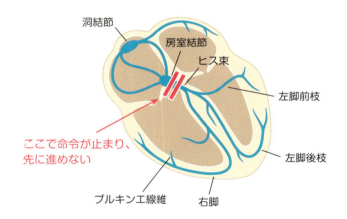

心室に命令が伝わらないと、心室は全く動かなそうですが、実はそうでもないのです。もしものときのバックアップとして、脚やプルキンエ線維から命令が出ることがあります。これを**自動能**と言います。

自動能があると聞くと「じゃ、心配いらないね」となりそうですが、そううまくもいきません。自動能はあくまでバックアップ用なので、テンポがゆっくりなんです。場所によってテンポは異なり、脚は40〜50/分、プルキンエ線維は30〜40/分のペースで命令を出すとされています。

30/分のペースでは全身に十分な血液を送ることができません。その結果、意識レベルが低下したり、血圧が下がったり、皮膚が蒼白になったり、四肢が冷たくなったりします。

心電図の波形

P波は正常

　病態をふまえ、心電図がどのようになるか考えてみましょう。心房にはきちんと命令が伝わり、ふつうに収縮していますので、正常なP波が見られます。
　一方、心室には命令が伝わらないので、QRS波は見られないはずです。よって、下のような心電図が予想されます。

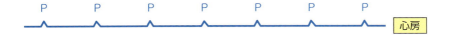

実はQRS波も見られる

　「QRS波は見られないはず」と言いましたが、心室は自動能による命令で収縮するためQRS波が見られます。
　自動能はペースがゆっくりなので、QRS波とQRS波の間隔が広くなります。QRS波とQRS波の間隔、つまり**RR間隔**が広くなるわけです。心室のみに注目すると、下のような心電図になります。

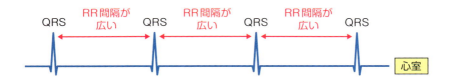

2つの心電図を組み合わせると…

　上の2つの心電図を合成すると、第3度房室ブロックの心電図になります。

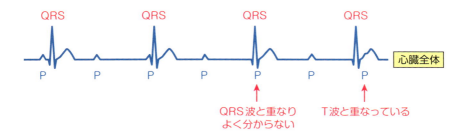

　QRS波のあとにはT波が見られますので、T波も付け加えました。

まとめると、第3度房室ブロックではP波は正常です。心室は自動能で収縮しているのでテンポがゆっくりです。したがって、QRS波とQRS波の間隔（RR間隔）が広くなります。

ここまでは分かりやすいですね。もう1つ大事な特徴がありますが、その前に正常な心電図の復習をしましょう。

正常な心電図では、心房の命令が一定時間後に心室に伝わるので、心房が収縮した一定時間後に心室が収縮します。つまり、P波の一定時間後にQRS波が見られます。その結果、**PQ時間**（P波の始まりからQRS波の始まりまでの時間）は一定になります。

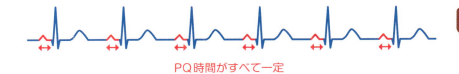
PQ時間がすべて一定

PQ時間がバラバラ

第3度房室ブロックでは、心房と心室の命令のつながりがありません。つまり、P波とQRS波との間に規則性はありません。その結果、PQ時間は一定ではなくバラバラになります。これが第3度房室ブロックの最も特徴的な所見です。

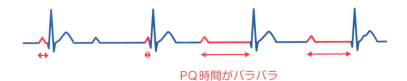
PQ時間がバラバラ

第3度房室ブロックの心電図所見をまとめると、こうなります。

- P波は正常（QRS波やT波と重なり見づらいことはある）
- QRS波とQRS波の間隔（RR間隔）が広い
- P波とQRS波に規則性がない（PQ時間がバラバラ）

なお、繰り返しになりますが、これらの所見は丸暗記するものではありません。病態から自分で考えられるようになることが大切です。

すぐに行うべき対応

　第3度房室ブロックはすぐに対処が必要です。ひとりでは対応が難しいので人員を集めましょう。ライン確保されていない場合は、ライン確保を行います。できるだけ早めに指導医、もしくは循環器科の医師に連絡しましょう。余裕があれば、ペーシングの器械を準備しておくとよいです。

具体的な治療　※詳細はガイドラインや専門書を参照してください

　第3度房室ブロックは、心室が1分間に30〜40回くらいしか収縮できないのが問題です。何とかして1分間に60回は収縮できるようにしたいです。どうすればよいでしょうか？

　「足りない分を胸骨圧迫する」というのはダメです。第3度房室ブロックに限らず、意識があり、脈が触れる人に胸骨圧迫をしてはいけません。逆に悪くなります。足りない分は、アトロピン投与やペーシングで補ってあげる必要があります。

実際の症例

転倒の原因は？

　整形外科を研修中です。詳細は不明ですが、80歳の男性が転倒し大腿骨骨折のため入院となりました。手術は明日行う予定です。念のためモニター心電図が付けられていましたが、病棟の看護師からPHSに連絡が入りました。

「徐脈になっていますけど、どうしますか？」

　すぐに病棟へかけつけた時の心電図がこちらです。

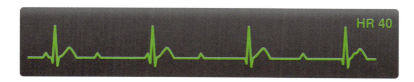

心電図の判断と初期対応

　まず心拍数が異常です。たまに40/分台後半で症状のない方がいますが、さすがに40/分は異常です。仮に心電図所見が分からない場合でも、何かしら異常があることは認識する必要があります。

心電図は一見正常そうですが、P波のみが見られ、QRS波が見られない部分があることが分かります。つまり房室ブロックです。よく見るとPQ時間がバラバラです。第3度房室ブロックと診断できます。
　すぐに患者の状態を確認する必要があります。看護師にライン確保を指示し、指導医や循環器科医に連絡して対応にあたりましょう。
　第3度房室ブロックは一過性に起こることがあります。おそらく転倒の原因は、第3度房室ブロックによる血圧低下、意識レベル低下と思われます。

本質を理解するための Q&A

❏ 第3度房室ブロックの心拍数はどうなる？ ⇒ 徐脈になる。

❏ 治療は？ ⇒ アトロピン静注、ペーシング。

ブロックは分類ではなく病態を理解する

心電図の中でブロックは少し分かりにくい概念です。ブロックには色々な分類（第3度房室ブロック、第2度房室ブロック、第1度房室ブロック、右脚ブロック、左脚ブロック）がありますが、初めに分類を覚えるのは良い勉強法とはいえません。そうではなく、「そもそもブロックとは何か？」を理解することが大事です。そうすれば、分類は自然とできるようになります。

完全房室ブロックの治療

　完全房室ブロックの心電図が分かるようになり、実際の臨床で診断できると、「お、ちゃんと完全房室ブロックを診断できた！！」とちょっと嬉しくなりますが、そこで終わってはいけません。完全房室ブロックは致死的なので、すぐにアトロピン静注やペーシングなどの治療が必要です。

▶原因検索

　治療と併せて大事なのが原因検索です。完全房室ブロックは特発性（原因不明）のこともありますが、他の疾患の結果として起こることがありますので、原因となる疾患がないか確認する必要があります。具体的には以下のような原因が考えられます。

- 高K血症
- 心筋梗塞
- アミロイドーシス
- サルコイドーシス
- 心筋炎
- 心内膜炎
- 迷走神経亢進
- 薬剤性
- 心臓手術後
- アブレーション後

　アトロピン静注やペーシングなどを行いつつ、これらの原因がないか確認していきます。

▶ペーシングって？

　第3度房室ブロック（完全房室ブロック）の治療で「ペーシング」を行うと言いましたが、ペーシングというのはあまり聞いたことがないと思います。いったい何をするのでしょうか？

ペーシングとは、ペースメーカーで心臓に命令（電流）を送ってあげることです。ペースメーカーは知っていますね。特に体内に埋め込むタイプは、皆さんご存知かと思います。ペースメーカーは体内に埋め込むだけではなく、体の外から電流を流すタイプもあります。AEDのようにパッドを2枚貼り、その間に電流を流します。

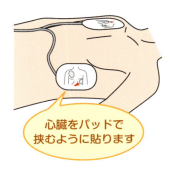

心臓をパッドで挟むように貼ります

　パッドに心臓を挟んでいるので、電流は「パッド ⇒ 心臓 ⇒ パッド」の順に流れます。この電流が心臓を収縮させる命令となります。正常な心拍数と同じになるよう、1分間に60回ほど電流が流れるように設定します。
　このように皮膚から電流を流すペーシングを**経皮ペーシング**と言います。緊急時は体内にペースメーカーを埋め込む時間がありませんので、経皮ペーシングを行います。

　実際の器械は除細動器を使用します。除細動器は設定の仕方でペースメーカーに変わります。当然ですが、除細動は絶対にしないようにしてください。

ペースメーカー心電図

ペースメーカーはそれだけで一冊の本になるほどの内容があります。興味のある方は専門書を読んでいただきたいのですが、とりあえず今は、ペースメーカーが作動したら**スパイク**と呼ばれる特徴的な波形（線）が見られることを知っておきましょう。

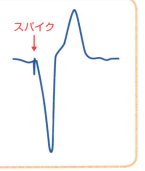

第3章 緊急な不整脈

3.3 第2度房室ブロック
Second-degree atrioventricular block

第2度房室ブロックの特徴を思い出してください。心房から心室へ全く命令が伝わらない第3度房室ブロックとは異なり、伝わったり、伝わらなかったりするのがポイントでした。

病態と症状

第2度房室ブロックは、房室ブロックの1つですので、心房まで伝わった命令が心室に伝わらない病気です。

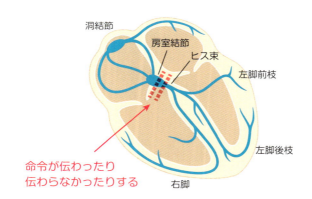

第3度房室ブロックは一切命令が伝わりませんが、第2度房室ブロックは命令が伝わったり、伝わらなかったりします。伝わり方は人によって異なり、ほとんど毎回伝わるものから、あまり伝わらないものまで様々です。

命令がほとんど毎回伝われば無症状ですし、あまり伝わらなければ失神をきたすことがあります。

48

心電図の波形

心房の命令が心室に伝わったり伝わらなかったりする場合、心電図ではどのような波形が見えるのか考えてみましょう。

心室に命令が伝わった場合

心室に命令が伝わった場合、正常心電図と同じになります。つまり、P波の一定時間後にQRS波が見られます。

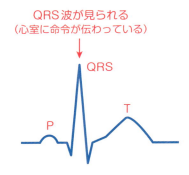

心室に命令が伝わらなかった場合

心室に命令が伝わらないのでQRS波が見られません。心房には命令が伝わっているのでP波は見られます。

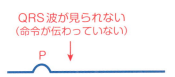

2つのパターンを組み合わせると…

第2度房室ブロックは上の2つの心電図の組み合せになります。組み合わせ次第で、次ページに示すような様々な心電図になります。

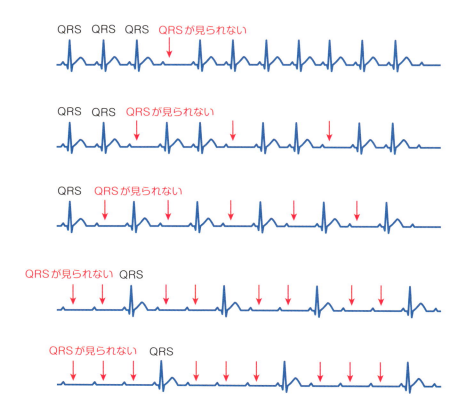

　このように様々な波形になりますが、「QRS波が見られる部分」と「QRS波が見られない部分」があるのが第2度房室ブロックの本質です。
　どの場合でもQRS波が見られた部分のPQ時間は一定となります。このPQ時間が一定というのが、第3度房室ブロックとの大きな違いです。

すぐに行うべき対応

　第2度房室ブロックは、命令の伝わり方によって症状は異なります。まずは心拍数を確認しましょう。そして、患者さんのところに行って意識やバイタルを確認します。

その後の治療　※詳細はガイドラインや専門書を参照してください

　徐脈であり、意識やバイタルが悪い場合は、看護師にライン確保を指示し、すぐに指導医や循環器科医に相談します。そして、アトロピン静注やペーシングを検討します。

徐脈がなく、意識とバイタルに問題がなければ、とりあえず緊急性は高くはありません。ただし、第2度房室ブロックは第3度房室ブロックに移行することがあるので放っておくわけにはいきません。早めに循環器科医に相談するのがよいでしょう。

実際の症例

転倒の原因は？

ER当直です。75歳の女性が転倒した後、右脚を痛がり動けなくなったとのことで救急搬送となりました。来院時、何となく意識が悪そうです。

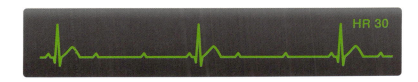

心電図の判断と初期対応

転倒後に動けなくなったので、通常は骨折を疑って下肢のレントゲンをオーダーします。しかし、モニター心電図を見ると、心拍数が30/分しかありません。遠くからモニターを見ただけでは一見正常に見えるかもしれませんが、近くでよく見るとP波の後にQRS波がない部分があり、房室ブロックと診断できます。かつ、QRS波が見られる部分はPQ間隔が一定なので、第2度房室ブロックと分かります。これが転倒の原因かもしれません。

骨折の有無も気になるところですが、心拍数30/分の徐脈の方が緊急性が高いです。看護師にライン確保を指示し、指導医や循環器科医に相談しましょう。アトロピン静注やペーシングを検討します。

本質を理解するためのQ&A

- 第3度房室ブロックとの違いは？
  ⇒ 第2度房室ブロックはPQ時間が一定だが、第3度房室ブロックはPQ時間がバラバラ。

- 治療は？
  ⇒ 徐脈で症状があればアトロピン、ペーシング。症状がなければ経過観察しつつ、循環器科にコンサルト。

第3章　緊急な不整脈

3.4 洞不全症候群
sick sinus syndrome

　洞不全症候群の心電図は第2度房室ブロックと似ているのですが、どこが違うかに注目しましょう。

病態と症状

　洞不全症候群は、洞結節の命令が数秒間、心房に伝わらなくなった状態です。心房に命令が伝わらないので、その先の心室にも命令が伝わっていません。したがって心房も心室も収縮していません。

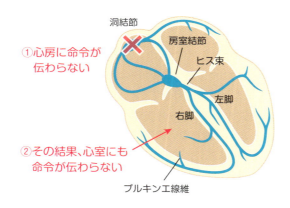

　症状は、命令が伝わらなくなる時間の長さによって異なります。時間が短いと無症状ですが、時間が長いと失神することがあります。

心電図の波形

　心房も心室も収縮しないので、数秒間P波もQRS波も見られなくなります。

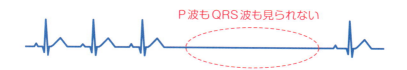

第 2 度房室ブロックとの違い

第 2 度房室ブロックと洞不全症候群では、心電図が似ている部分があります。両者を比較することで理解が深まります。

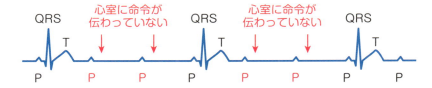

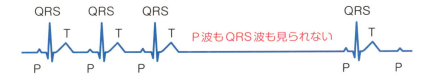

第 2 度房室ブロックは、P 波は正常に見られるのに、QRS 波が見られない状態です。QRS 波が見られない部分でも、P 波は毎回きちんとあります。つまり、心房は収縮しているが、心室に命令が伝わっていない状態です。

これに対し洞不全症候群では、QRS 波が見られない部分では P 波も見られません。つまり、心房も心室も収縮していません。

すぐに行うべき対応

症状の有無によって対応が異なりますので、すぐに患者さんのところに行って意識やバイタル、症状を確認しましょう。

その後の治療　※詳細はガイドラインや専門書を参照してください

洞不全症候群はそのまま心停止になり死亡することはないと言われているので、あせる必要はありません。失神や痙攣、めまいなどの症状があれば**ペースメーカー**の適応ですので、なるべく早めに指導医や循環器科医に連絡します。

症状がない場合は緊急性は高くはありませんが、指導医や循環器科医に相談することをお勧めします。

実際の症例

目の前が真っ暗になった！！

　ER 当直中に、80 歳の女性が来院しました。一瞬、目の前が真っ暗になり、気が遠くなったとのことです。来院時、意識は清明で心電図は正常です。念のためモニター心電図を付け、経過観察目的で入院としました。その後、他の患者を診ていたところ、病棟の看護師から PHS に連絡があり、モニター心電図で異常があったので見てほしいとのこと。そのときの心電図がこちらです。

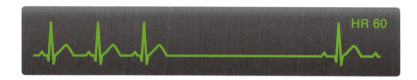

心電図の判断と初期対応

　パッと見、QRS 波がありません。よく見ると P 波もありません。よって、洞不全症候群と診断できます。症状によって対処が異なるので、すぐに失神などの症状の有無を確認する必要があります。来院前の暗黒感は、洞不全症候群による症状の可能性が高いです。循環器科医へのコンサルトが必要です。

本質を理解するための Q&A

❑ 第 2 度房室ブロックとの違いは？
　　⇒ QRS 波に加え P 波も見られない。

❑ 対処が必要なのはどのようなときか？
　　⇒ 失神やめまいなどの症状があるとき。ただし、治療しなくても、心停止になり死亡することはないので、あせる必要はない。

洞不全症候群の予後

洞不全症候群は数秒間 P 波も QRS 波も見られない状態（この間を pause と言います）になりますが、これを放置するとどうなるのでしょうか？　pause の時間が 10 秒、15 秒、20 秒と長くなり、最終的に心臓が止まり亡くなってしまうのでしょうか？　結論から言えば、それはないとされています。洞不全症候群は数秒間の pause にとどまります。

第3章 緊急な不整脈

3.5 心房細動
Af：atrial fibrillation

　ここまで心拍数が遅くなる不整脈について勉強しましたが、ここからは心拍数が速くなる不整脈を取り上げます。まずは心房細動です。

病態と症状

　正常な心臓では、洞結節から命令が出ています。もっと詳しく言うと、洞結節から1つの命令が規則的に出ています。

　心房細動は、心房のいたるところでたくさんの命令が不規則に出ている状態です。その結果、心房は全体としてきちんと収縮せずに、いたるところで細かく震えているだけになります。

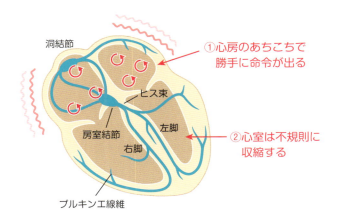

　心房で発生した命令は一度、房室結節に集まります。房室結節は処理速度が遅いので、これらの命令すべてを心室に伝えることができません。数回に1回の割合で伝えます。

　※正確に言うと、房室結節はあえて処理速度を遅くしています。なぜなら、一度にたくさんの命令が心室に伝わると心室頻拍になってしまうからです。

　心房細動の命令は不規則に出ていますので、心室にも不規則に命令が伝わります。その結果、心室の収縮のペースも不規則になり、脈拍は不整になります。房室結節の処理速度は人により異なります。その結果、心拍数が速くなることもあ

れば、正常なことも、遅くなることもあります。

心房細動は、心室細動と違って、心室は収縮しますので全身に血液を送ることができます。症状としては動悸を訴えることが多いです。もともと心臓が悪い方や高齢者では、心拍数が速い場合、心不全になってしまうことがあります。

心電図の波形

心室が不規則に収縮するので、QRS波も不規則に出現します。その結果、QRS波とQRS波の間隔（RR間隔）は一定ではなくバラバラになります。心室への命令は心房（上室）由来なので、QRS幅は狭く（narrow）なります。

心房はいたるところで細かく震えているだけで、全体としてきちんと収縮していません。ですのでP波は見られません。細かな震えが基線の揺れとして見られることもあります。この細かな揺れは細動波もしくはf波と呼ばれます。

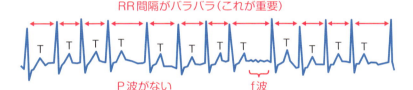

すぐに行うべき対応

対処の仕方は、既往（以前から心房細動があったのか）、症状、心拍数によって異なります。以前から心房細動があり、治療を受けている方は、変化がなければ経過観察でよいでしょう。

頻拍や徐脈のとき、もしくは症状がある場合は、早めに治療する必要があります。指導医や循環器科医に報告し、対応を考えます。

心拍数が正常で、かつ症状がない場合は緊急性は低いので、あせらなくてもよいです。切りの良いときに指導医や循環器科医に相談しましょう。

その後の治療　※詳細はガイドラインや専門書を参照してください

頻拍や徐脈があり、かつ症状があったりバイタルが悪い場合は、早めに治療が必要です。

心房細動は、他の疾患の結果として起こることがあります。原因が不明の場合は抗凝固薬治療を検討しますが、原因疾患があればそれを治療します。その結果、心房細動が消失する可能性があります。

心房細動の原因として、次のようなものがあります。

- 心不全
- 心膜炎
- 心筋炎
- 心筋梗塞
- 心臓手術
- 低酸素
- 肺血栓塞栓症
- 感染症
- 術後
- 褐色細胞腫
- 甲状腺機能亢進症
- クモ膜下出血
- 脳梗塞
- 高血圧症
- 弁膜症
- 肥満

実際の症例

動悸の原因は？

特に既往のない70歳の女性が、糖尿病の教育目的で入院となりました。たまに動悸がするとのことで、モニター心電図を付け、様子を見ることにしました。ナースステーションでカルテを書いていると、モニターが次のようになりました。

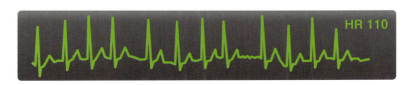

心電図の判断と初期対応

心拍数が110/分と頻拍なので、何かしら異常があります。RR間隔が不整であることから心房細動と分かります。すぐに患者さんのところに行き、症状を確認しましょう。その後の治療は循環器科医と相談して決定します。

本質を理解するためのQ&A

❏ 波形の最も特徴的な所見は？ ⇒ RR間隔が不整。

❏ 心室細動との血行動態の違いは？
　⇒ 心室細動では全身に血液を送ることができない。心房細動では心室はきちんと収縮しているので全身に血液を送ることができる。

前もってシミュレーションをしておこう

医師の仕事は、時間のあるときにあらかじめ状況を予想し、対応を決めておくことが大切です。例えば、自分の担当患者が心房細動になったらどうするのか？このとき、「心拍数を遅くする薬を使う」といったアバウトなシミュレーションではいけません。

- 心拍数がいくつ以上だったら薬を使うのか？
- 薬を使うとしたら何を、どのくらいの量で、どのような投与法で、どのくらいの時間をかけて投与するのか？

などを具体的に考えておく必要があります。

それ以外にも、ショックバイタルだったら、症状がなかったら、…など考えうる状況はすべて考えておき、前もって対応を決めておくことが大切です。もちろん今はそこまでするのは難しいと思いますが、本書を読み終えた後なら、実行できる力はついているはずです。

なお、本書は治療についても記載していますが、重要なポイントだけに留めています。細かいところまで解説していると、肝心の心電図の学習に支障が出てしまうからです。少しモヤモヤするかもしれませんが、ご理解ください。本書を読んだ後でガイドライン（特に AHA ガイドライン）や専門書を読むことをお勧めします。

第3章 緊急な不整脈

3.6 心房粗動
AFL：atrial flutter

心房細動と心房粗動。言葉は似ているのですが、どこが違うのかに注目して勉強していきましょう。

病態と症状

正常な心臓では、洞結節から出た命令は心房⇒房室結節⇒ヒス束を経て心室へと伝わり、消えます。

心房粗動では命令が心房内でクルクル回り、消えずに存在します。その結果、心房と房室結節に1分間に約300回のテンポで何度も何度も命令が伝わります。この300という数字は心房粗動に特徴的であり、他の不整脈との鑑別に役に立ちますので覚えておくとよいでしょう。

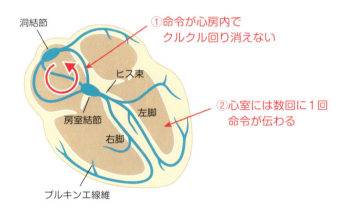

命令を受けた心房は1分間に300回の速さで収縮します。房室結節にも1分間に300個の命令が伝わります。しかし、房室結節は処理速度が遅いので（正確にはわざと遅くしているので）、300個の命令すべてが心室に伝わるわけではありません。基本的に数回に1回の割合で伝わります。伝わる割合は状態によって変化します。

命令が心室へ伝わる割合が多いと頻拍になり、動悸を訴えます。心室へ伝わる命令がさらに多くなると、意識がなくなり、脈が触れなくなることがあります。

心電図の波形

心房は1分間に300回という、ものすごい速さで収縮しています。そのため正常なP波とは違い、**F（ラージエフ）波**といって尖った波形になります。

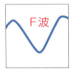

QRS波は、命令が心室へ伝わる割合によって、出現の仕方が異なります。

2対1伝導ならば…

2回に1度、心室に命令が伝わった場合は、F波 ⇒ QRS波 ⇒ F波 ⇒ QRS波 ⇒ F波 ⇒ QRS波・・・となります。

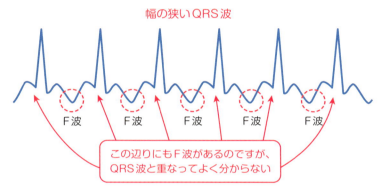

※F波 ⇒ F波 ⇒ QRS波となりそうですが、F波はQRS波と重なってよく分からないので上記のような表現が近いです。

4対1伝導ならば…

4回に1度、心室に命令が伝わった場合は、F波 ⇒ F波 ⇒ F波 ⇒ QRS波 ⇒ F波 ⇒ F波 ⇒ F波 ⇒ QRS波・・・となります。

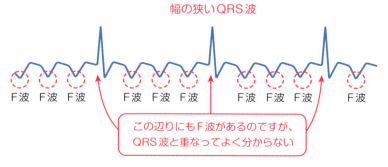

※F波 ⇒ F波 ⇒ F波 ⇒ F波 ⇒ QRS波となりそうですが、F波はQRS波と重なってよく分からないので上記のような表現が近いです。

命令は一定の速さで規則的に回っているので、心房も心室も規則的に収縮しています。したがって、F波とF波との間隔、RR間隔は一定となります。RR間隔が一定というのが心房細動との大きな違いです。心室への命令は心房（上室）由来なので、QRS幅は狭く（**narrow**）なります。

すぐに行うべき対応

対処の仕方は、心房の命令が心室に伝わる割合によって異なります。1対1伝導では心拍数は300/分、2対1伝導では心拍数は150/分となり、緊急性が高いです。すぐに意識やバイタルを確認しましょう。もし意識やバイタルが悪ければ、すぐに循環器科医に相談します。

3対1伝導では心拍数は100/分、4対1伝導では心拍数は75/分ですので緊急性は高くありません。ただし、治療は必要ですので、切りの良いところで指導医や循環器科医に相談しましょう。

その後の治療　　※詳細はガイドラインや専門書を参照してください

緊急度に応じ、カルディオバージョンや内服薬治療、ペーシングなどを行います。

実際の症例

動悸の原因は？

肺炎のため入院中の65歳女性。肺炎は改善傾向ですが、たまに動悸がするとのことで、モニター心電図が付いています。ナースステーションでカルテを記載していると、モニターのアラームが鳴りました。その時の心電図がこちらです。

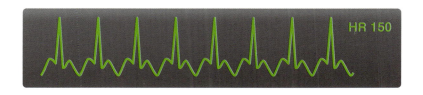

心電図の判断と初期対応

心拍数が150/分と頻拍なので、何かしら異常があります。RR間隔が整なので心房細動ではなさそうです。よく見ると尖った波形がありF波と考えられ、

心房粗動と診断しました。

　F 波 ⇒ QRS 波 ⇒ F 波 ⇒ QRS 波・・・なので、2 回に 1 度、命令が伝わっているのが分かります。

　治療は、安定か不安定かによって異なります。意識やバイタル、症状を確認する必要があります。

本質を理解するための Q&A

❏ RR 間隔は整か不整か？ ⇒ 整
❏ 心房の波形は？ ⇒ F 波

覚えなくてよいが、学習済みである必要はある

覚えなくてよいことは無理に覚える必要はなく、必要なときに確認すればよい、というのが筆者の考えです。しかし、その確認に 30 分も 1 時間もかけていては仕事になりません。確認は数分以内に済ませたいものです。そのためには、確認する内容はすでに学習済みである必要があります。

例えば、心房粗動の対応について考えてみましょう。AHA ガイドラインによると、安定か不安定かで対応が変わり、それぞれの場合でいくつかの治療があります。これらをすべて覚える必要はありませんが、あらかじめ目を通しておくことは必要です。そうすれば、いざというとき、ガイドラインのどこを見ればよいかわかっているので、1 分程度で確認できるでしょう。

必要な場面になって初めて調べるのはダメです。あらかじめ目を通しておかないと、どこを見ればよいか調べるだけで時間がかかってしまいます。その間に患者の状態が急変する可能性もあります。予想しうる状況については、前もって学習しておき、どの本のどの辺りに記載があるか、頭に入れておきましょう。

第3章 緊急な不整脈

3.7 発作性上室頻拍
PSVT：paroxysmal supraventricular tachycardia

　発作性上室頻拍も、心房細動や心房粗動と同じく頻拍をきたす不整脈です。発生メカニズムの違いに注目して勉強しましょう。

病態と症状

　正常な心臓では、心室にたどり着いた命令はそこで終わります。ところが発作性上室頻拍では、心室にたどり着いた命令が正常とは異なる経路を伝わり、心房に戻ってしまいます。その結果、命令が、心房⇒心室⇒心房⇒心室・・・とクルクル回り、なかなか消えません。

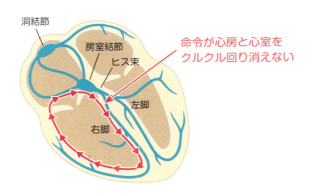

　心房と心室に繰り返し命令が伝わるため、心房と心室がいつもより速く収縮します。速いときには1分間に200回になることもあります。ただ、心拍数は多いのですが、心室頻拍のように重篤になることは少なく、動悸を訴えることが多いです。
　クルクル回った命令は、一定時間経過すると自然に消失します。そのため**発作性**という名前が付いています。

心電図の波形

　心房と心室が速く収縮するので、ふつうに考えるとP波とQRS波が多く見られるはずです。しかし、収縮の回数が多いとP波とQRS波との間隔が近くなるためP波がQRS波に重なり、P波がどこにあるか分からなくなります。

　命令は一定の速さで回っているので、心室は規則的に収縮します。したがって、RR間隔は一定となります。

　心室への命令は心房（上室）由来なので、QRS幅は狭く（narrow）なります。

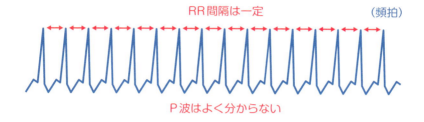

すぐに行うべき対応

　発作性上室頻拍の多くはバイタルが安定していますが、念のためバイタルを確認しましょう。そして、息こらえなどのバルサルバ手技や頸動脈洞マッサージを試してみます。

その後の治療　※詳細はガイドラインや専門書を参照してください

　上記の治療で効果がなければ、薬物治療を行います。頻度は少ないのですが、不安定な場合はカルディオバージョンを検討します。

実際の症例

突然の頻拍

30歳の女性が急性虫垂炎で手術を受けました。術後であるためモニター心電図が付けられています。ナースステーションでカルテを書いていると、モニターのアラームが鳴りました。その時の心電図がこちらです。

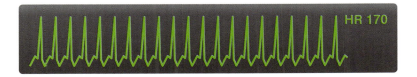

心電図の判断と初期対応

170/分と頻拍であり、何かしら異常があります。RR間隔は整なので、心房細動ではなさそうです。明らかなF波は見られず、心房粗動の可能性も低いです。発作性上室頻拍と考えらます。念のためバイタルや症状を確認しましょう。

本質を理解するためのQ&A

- RR間隔は整か不整か？ ⇒ 整
- F波は見られるか？ ⇒ 見られない

心房細動、心房粗動、発作性上室頻拍の見分け方

　心房細動、心房粗動、発作性上室頻拍の心電図の違いは分かりましたか？　よく似ていて区別が難しいので、見分け方に注目して再度、説明します。

　❶まずは RR 間隔に注目しましょう。RR 間隔がバラバラなら**心房細動**で決まりです。

　❷RR 間隔が一定なら、心房粗動か発作性上室頻拍です。これらの見分け方は F 波の有無です。F 波があれば**心房粗動**、なければ**発作性上室頻拍**です。

　どうですか、意外と簡単でしょう。この見分け方を頭に入れて、それぞれのページをもう一度読んでみるとすんなり理解できると思います。

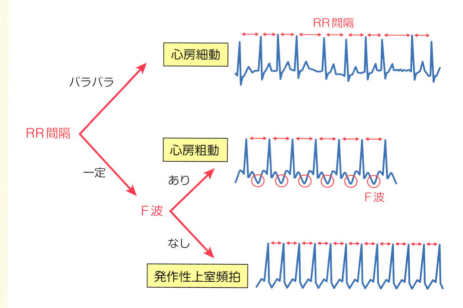

頻拍にもペーシング？

　心房粗動や発作性上室頻拍の治療で、ペーシングを行うことがあると説明しました。それを読んで、

「なぜ頻拍でペーシングを使用するの？」

と気になりませんでしたか？　気になった方は鋭いです。ペーシングは基本的に徐脈のときに命令を補うのが目的ですから。

　ペーシングは、クルクル回っている命令をなくす作用もあるのです。心房粗動や発作性上室頻拍は、命令がクルクル回っているのが原因でした。この病的な命令をなくすためにペーシングを行うのです。より正確に言うと、ペーシングできちんとした命令を伝えることで、病的な命令が起こらないようにします。

　心電図の勉強は、心電図だけではなく、治療（対処）も知ることで、より深くかつ分かりやすくなります。今後も心電図と治療（対処）をセットで学んでいきましょう。

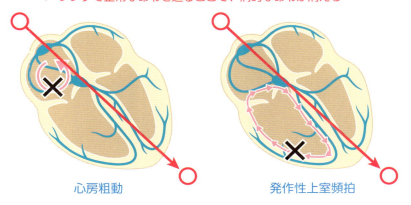

ペーシングで正常な命令を送ることで、病的な命令が消える

心房粗動　　　　　　　　発作性上室頻拍

第4章
経過観察でよい不整脈

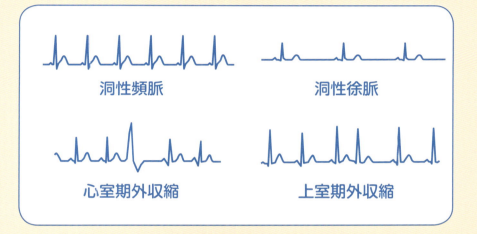

これらは、不整脈の中でも比較的緊急性が低いものです。
ただ、場合によっては迅速な治療が必要であったり、また波形の仕組みを理解することで他の心電図の理解が深まったりしますので、しっかり学んでいきましょう。

第4章 経過観察でよい不整脈

4.1 洞性頻脈 sinus tachycardia

洞性頻脈は「頻脈」ではありますが、「波形に異常はない」というのがポイントです。

病態と症状

正常では洞結節から1分間に50〜100回のペースで命令が出ています。この命令が **100回以上** になったものを洞性頻脈といいます。

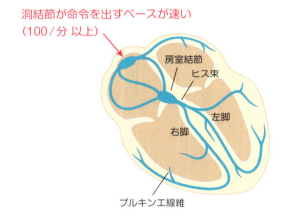

「なぜ100回以上も命令を出すのか」が、洞性頻脈を考える上で大事なポイントになります。頻脈になるということは、全身にたくさん血液を送らなければいけない状態にあるということです。

例えば、全力で走った後の状態を考えてください。体が多くの酸素を必要としているので、多くの血液が必要です。そのため心拍は速くなります。この状態が洞性頻脈です。

洞性頻脈自体は病気ではないが、原因を検索する

このように、洞性頻脈自体は病気ではなく、何らかの原因があって、それに対処するための反応です。したがって、洞性頻脈を見たら、原因が何かを調べることが大切です。通常、走ったことが原因で洞性頻脈になった方は病院に来ませんので、ほかの原因が重要です。

洞性頻脈の原因には、以下のようなものがあります。

- 発熱
- SpO$_2$ 低下
- COPD
- 心不全
- 脱水
- 出血
- 甲状腺機能亢進症
- 褐色細胞腫
- 不安
- ショック
- 肺血栓塞栓症
- 心筋梗塞
- 疼痛
- 薬剤性

症状は何もないこともあれば、動悸を感じることもあります。

心電図の波形

前述したように、心拍数は100/分以上になりますが、波形自体には異常はありません。つまり、P波もQRS波も正常です。洞性頻脈はあくまで正常な反応なので、心拍数は多くても150/分程度です。

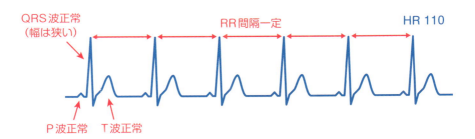

「この波形が本当に正常なのか」という細かいことは、まだ気にしなくてよいです。PQ時間やP波の高さの正常値、ST異常の判断などが気になるかもしれません。しかし、ここであまり細かいことを気にすると、勉強が前に進みません。

今はとりあえず、正常な心電図（10ページ）とほぼ同じだと思っていただければ大丈夫です。正常値については後の章で説明します。

まず行うべき対応

洞性頻脈自体に対する治療は基本的には行わず、原因を検索します。

ただ、その前に本当に洞性頻脈かどうかを確認しましょう。心房細動や心房粗動、発作性上室頻拍の可能性はありませんか？

その後の治療 ※詳細はガイドラインや専門書を参照してください

具体的な治療は原因によります。原因を特定し、それに対する治療を行います。

実際の症例

80歳の男性が肺炎のため入院中です。39度の発熱があります。重症であるためモニター心電図が付けられています。ナースステーションでカルテを書いていると、モニターのアラームが鳴りました。その時の心電図がこちらです。

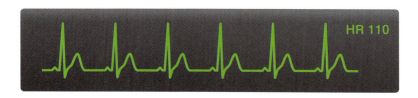

心拍数110/分と頻拍です。P波がはっきり見え、RR間隔も整なので、心房細動ではありません。発作性上室頻拍ではP波がはっきり見えないことが多いので否定的です。明らかなF波も見られないので、心房粗動でもなさそうです。

以上から洞性頻脈と診断しました。おそらく肺炎や発熱が原因と思われますが、他にも原因がないか、患者さんのところに行って確認しましょう。必要であれば酸素量を増やしたり、補液したりします。

本質を理解するためのQ&A

☐ 心拍数以外に異常はあるか？ ⇒ ない

☐ 心拍数の上限は？
　⇒ 150/分程度。最大で170/分。それより早いものはおそらく洞性頻脈ではない。

☐ 原因は？ ⇒ 丸暗記しなくて大丈夫。前出のリストで確認する。

> **タキってる？**
>
> tachycardia（タキカルディア）を略して、「タキってる」などと言ったりします。頻拍という意味です。ちなみに徐脈はbradycardia（ブラディカルディア）で、「ブラディ」と略すことがあります。

4.2 洞性徐脈 sinus bradycardia

名前から分かるように洞性頻脈の逆です。つまり、脈は遅いのですが、波形は正常な状態です。

病態と症状

正常では洞結節から1分間に50〜100回のペースで命令が出ています。これが、50回未満になったものを洞性徐脈と言います。

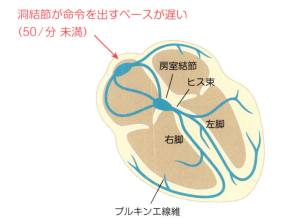

洞性徐脈は必ずしも異常ではありません。普段から運動をしている人の中には、安静時の心拍数が50/分未満になっている人がいます。いわゆるスポーツ心臓であり、特に治療の必要はありません。

しかし、普段あまり運動をしていない高齢者が洞性徐脈になるのは異常です。加齢やその他の病気が原因で、洞結節の働きが悪くなっている可能性があります。徐脈がひどくなれば、めまいを生じたり、失神したりすることもあります。

心電図の波形

心拍数が 50/分未満ですが、波形に異常はありません。P 波も QRS 波も正常です。

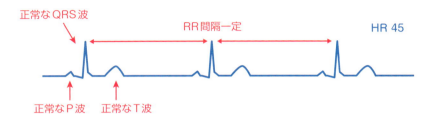

洞性頻脈のところでも説明しましたが、「この波形が本当に正常なのか」という細かいことは、今は気にしない方がいいです。この心電図が正常であるのは、正常心電図（10 ページ）とほぼ同じだという理由で OK です。

まず行うべき対応

洞性徐脈は症状の有無によって対応が異なりますので、患者さんのところに行き、意識やバイタル、症状の有無を確認します。

その後の治療　※詳細はガイドラインや専門書を参照してください

治療は症状や原因によって異なります。症状はないことの方が多く、基本的には経過観察となります。

症状がある場合はアトロピン静注やペーシングを行い、原因を検索します。洞性徐脈の原因は以下のようなものがあります。

- スポーツ
- サルコイドーシス
- 薬剤（β遮断薬、ジギタリスなど）
- 心筋梗塞
- 心筋症
- 炎症
- リウマチ熱
- 感染症
- 心筋炎
- 甲状腺機能低下症
- 脳圧亢進
- 低体温
- 高 K 血症
- 低酸素血症
- 拒食症

実際の症例

術後患者にみられた徐脈

　外科研修中に担当した40歳の男性。虫垂炎で手術し、術後なのでモニターが付けられています。普段からジョギングをしているとのこと。ナースステーションでカルテを書いていると、モニターのアラームが鳴りました。その時の心電図がこちらです。

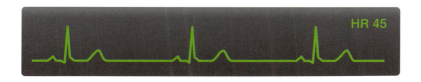

心電図の判断と初期対応

　心拍数は45/分と徐脈なので異常です。P波はきちんと見られるので、洞不全症候群ではなさそうです。QRS波が欠損する部分はなく、房室ブロックの可能性は低いです。波形は正常そうであり、洞性徐脈と判断しました。

　普段からジョギングをしているので、スポーツ心臓と思われます。症状やバイタルに異常は見られませんでした。念のため、他に原因がないか検索しますが、おそらく経過観察となるでしょう。

本質を理解するためのQ&A

❏ 洞性徐脈の波形に異常はあるか？ ⇒ ない

心拍数と脈拍数との違い

これまでの説明で「心拍」と「脈拍」という言葉を使い分けていたのですが、お気づきになりましたか？

心拍数は1分間に**心室が収縮**した回数です。脈拍数は1分間に**血管が拍動**した回数です。ここまではご存知ですね。では、脈拍数は頸動脈や橈骨動脈を触診して確認しますが、心拍数はどのように数えますか？

心室は体の表面から見えないし、触れることもできないので、間接的に調べる必要があります。それが心電図です。心電図の中でも、心室の収縮を表すQRS波から心拍数を求めます。ですので、心電図の話をしているときは、「脈拍数」ではなく「心拍数」という表現をしています。心電図を見ながら「脈拍数は60/分です」という表現はしないのです。

心拍数が100/分以上を「**頻拍**」、脈拍数が100/分以上を「**頻脈**」と表現します。心電図を見ながら「脈拍数が120/分なので頻脈です」という表現は間違いです。正しくは「心拍数が120/分なので頻拍です」となります。病名も、心室頻拍や発作性上室頻拍のように「拍」となっています。ただし、洞性頻脈のみ「脈」と表現します。

今までの話の流れでは、心拍数が50/分未満を「徐拍」と言いそうですが、これは「**徐脈**」なんです。脈拍数が50/分未満も「徐脈」と表現するので、言葉の上では区別がありません。これは慣習によるものですので、あまり気にしないでください。

心電図に限ったことではありませんが、何かを勉強するときに言葉の定義を知ることはとても大切です。今回は心拍数と脈拍数の違いについて勉強しましたが、その他「Q波」「R波」「S波」「心停止」「心静止」「ブロック」などについても、きちんと定義を確認しておきましょう。

第4章 経過観察でよい不整脈

4.3 心室期外収縮
PVC：premature ventricular contraction

　心室期外収縮は、基本的にそれほど心配のいらない不整脈です。ただし、注意が必要な場合がありますので、それを押さえましょう。

病態と症状

　何度も説明したように、正常なら洞結節から命令が出ます。心室期外収縮は、洞結節から命令が出るちょっと前に、心室から命令が出てしまう状態です。その分、洞結節からの命令は1回お休みになります。

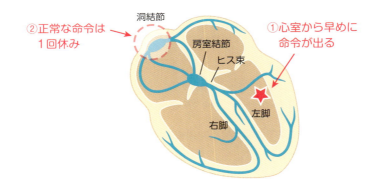

　「心室から命令が出る」と聞くと、心室頻拍を思い出します。何が違うのでしょうか？　心室期外収縮と心室頻拍との違いは数です。心室頻拍は、心室からの命令が連続してず〜っと続くので、数十、数百回となります。

　一方、心室期外収縮は、心室からの命令が1回か、多くても連続で数回です。心室頻拍は致死的ですが、心室期外収縮は多くの場合、症状はありません（なかには動悸を訴える方もいます）。

　ちなみに、「期外」とは「予想外」という意味です。つまり、予想外のタイミングで命令が出るということです。予想より遅いタイミングで出ることはありませんので、予想外といえば、予想より早いということになります。

心電図の波形

正常より早いタイミングで QRS 波が見られます。心室頻拍もそうですが、命令が心室由来なので、QRS 波の幅が広い（wide）のが特徴です。QRS 波の幅が広いとは目盛り 3 個以上でしたね（20 ページ）。

なお、洞結節由来の正常な波形は一度お休みになります。

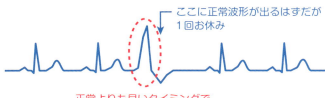

まず行うべき対応

基本的には経過観察です。ただし、後述のように心筋梗塞の患者さんでは注意が必要です。

その後の治療　※詳細はガイドラインや専門書を参照してください

特に心筋梗塞の患者で以下の場合は心室頻拍に移行する可能性がありますので、慎重に経過をみる必要があります。

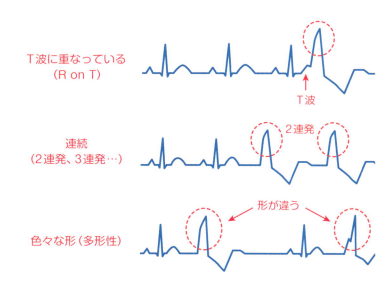

なお，下図のように心室期外収縮が何度見られても，期外収縮と期外収縮の間に正常波形がはさまる場合は，「連続」とはいいません。
　二段脈といい，症状がなければ経過観察で大丈夫です。ただし，心筋梗塞など心臓が悪い方でこれが見られたら，慎重に経過をみていく必要があります。

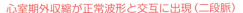

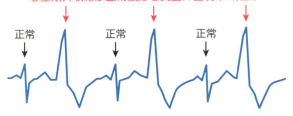

症状がなく規則正しい場合は心配ない

実際の症例

モニターで変な波形が見えた！

　虫垂炎の術後患者のモニターを確認していると，一瞬変な波形が見えました。患者は 50 歳の女性で，心疾患の既往はありません。その時の心電図がこちらです。

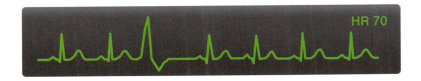

心電図の判断と初期対応

　心拍数は 70/分と正常です。3 つ目の波形が他と違います。QRS 幅が広く（wide），早めのタイミングで見られるので，心室期外収縮と判断しました。心筋梗塞などの既往はないので，経過観察としました。

本質を理解するための Q&A

- 心室期外収縮の波形は狭い？ 広い？ ⇒ 広い
- どのような患者で注意が必要か？ ⇒ 心筋梗塞

第4章 経過観察でよい不整脈

4.4 上室期外収縮
SVPB：supraventricular premature beats

　同じ期外収縮ですが、心室由来と上室由来とでは波形にどのような違いがみられるかに注目しましょう。

病態と症状

　正常なら洞結節から命令が出ますが、上室期外収縮はこの命令が出る前に、心房や房室結節、ヒス束から早めに命令が出てしまう状態です。その分、正常な命令は1回お休みになります。

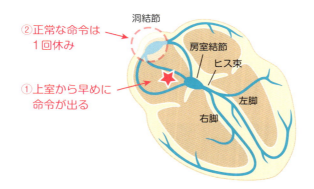

　心房、房室結節、ヒス束をあわせて上室と呼ぶことは、前に説明しましたね（19ページ）。心房から命令が出ても、房室結節から命令が出ても、ヒス束から命令が出ても心電図や対処は変わりません。まとめて上室期外収縮として扱います。
　症状は基本的にありません。

心電図の波形

　正常より早いタイミングで命令が出るので、QRS波が早めに見られます。心室への命令は上室由来なので、QRS幅が狭い（narrow）のが特徴です。
　P波はQRS波に重なって見えないことがあります。
　洞結節由来の正常な波形は、1回お休みになります。

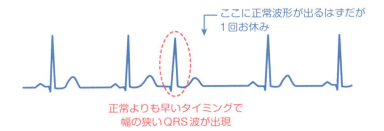

なお、発作性上室頻拍は命令が連続するのに対し、上室期外収縮は基本的に命令が1回です。

まず行うべき対応

基本的に経過観察でよく、特に治療の必要はありません。

実際の症例

モニターで変な波形が見えた！

外科研修中です。50歳の女性が虫垂炎で手術し、術後にモニターが付けられています。特に既往はありません。ナースステーションでモニターを確認していると、一瞬変な波形が出ました。その時の心電図がこちらです。

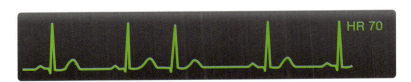

心電図の判断と初期対応

3個目の波形は他より早いタイミングで出現しています。QRS幅は狭く、上室期外収縮と考えられます。経過観察でよいと判断しました。

本質を理解するためのQ&A

❏ 上室期外収縮のQRS幅は？ ⇒ 狭い（narrow）

第4章 経過観察でよい不整脈

4.5 アーチファクト

前項で不整脈の心電図は終わりです。最後にもう1つだけ、「アーチファクト」というものについて説明します。

病態と症状

アーチファクト（artifact）は心臓の異常ではありません。体動や震えなど、動いたときに余計な波形が入ることを言います。artifactは英語で「人工産物」という意味で、本来なら見られない波形のことです。

原因の多くは全身の筋肉です。心電図は心筋の電気の流れを記録するものですが、電気の流れは心臓だけにあるのではありません。全身の骨格筋も電気が流れることで動いているのです。

そのため、骨格筋が動いている状態で心電図をとると、それらの電気活動まで測定してしまい、変な波形が入ってしまうことがあります。緊張していたり、発熱で震えていたりすると、アーチファクトが生じやすいです。また、器械のコネクタの接触が悪いために、変な波形になることもあります。

心電図の波形

これといった決まった波形はありません。今まで勉強したことがない、変な波形だなと思ったらアーチファクトかもしれません。

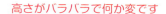
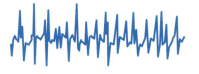
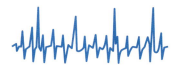
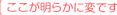
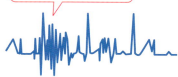

まず行うべき対応

明らかにアーチファクトと分かる心電図もありますが、判断が難しい心電図もあります。患者さんのところに行って、状態を確認しましょう。

その後の治療

安静にしてもらって、再度心電図を評価します。アーチファクトと判断できれば経過観察です。

実際の症例

頻拍か、それとも…？

60 歳の女性が少し胸が苦しいとのことで ER を受診しました。レントゲン、心電図、血液検査では明らかな異常はありませんでしたが、念のため経過観察目的で入院となりました。ふとモニターに目を向けると、次のような波形になっています。

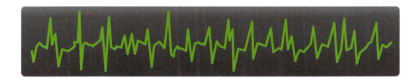

心電図の判断と初期対応

アーチファクトっぽいですが、本物の頻拍かもしれません。患者さんのところに行って、状態を確認しましょう。

本質を理解するための Q&A

❏ アーチファクトかどうかの確認は？
　⇒ 患者さんのところへ行き、状態を確認する。

不整脈の最も重要は部分は
これで終わりです！！

これで不整脈は終わりです。「これだけでいいの？」と思った人もいるでしょうが、これでいいのです。

もちろん、これで不整脈のすべてを知ったわけではありません。興味があればもっと勉強するのもいいでしょう。しかし、それは今皆さんがすべきことではありません。

繰り返しになりますが、皆さんは心電図以外にも学ぶべきことがたくさんあります。まだそれらを勉強していない状態で、これ以上不整脈について学ぶのは得策ではありません。

というわけで、不整脈の勉強はこのくらいにして、次は虚血性心疾患の心電図を学ぶことにしましょう。

なお、虚血性心疾患に進む前に、第5章「不整脈アドバンス」という章を設けました。不整脈をより深く知りたい方は、そちらをお読みください。

虚血性心疾患のほうが気になる方は、第5章を飛ばして第6章「虚血性心疾患」に進んでください。勉強は学ぶべき順序も大切ですが、興味のあるものを興味のあるうちに学ぶということも大切です。今、自分が読みたいほうをご覧ください。

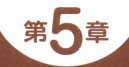

不整脈アドバンス

第2〜4章では、不整脈の特に大事な部分を勉強しました。この章では、それより少し発展的な内容を勉強します。

時間がない人、早く1周終わらせたい人は、この章を飛ばして、次の章に進んでも構いません。その場合は、本書を読み終えた後にでも読んでみてください。

第5章 不整脈アドバンス

5.1 心拍数の求め方

　よく心電図の本では、最初の方で心拍数の求め方を解説しています。が、それよりも先に学ぶべきことがありますので、あえて今まで説明しませんでした。

　モニター心電図でも12誘導心電図でも、心拍数を表示してくれますし、基本的には正確なのでそれを見ればOKだからです。

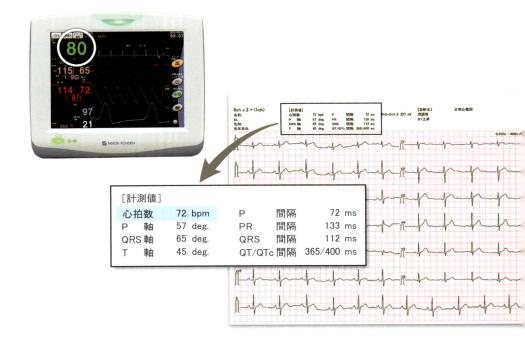

　ただし、モニター心電図を紙に印刷した場合や、心房細動、期外収縮が多数見られる場合、洞不全症候群の場合など、特定の状況では自分で心拍数を求めることができた方が良い場合があります。

　というか、それらの心電図を学ぶ前に心拍数の求め方を学んでも、有用性はないでしょう。勉強は学ぶ順番が大切です。

　なお、医師国試ではあえて心拍数を表示していない問題もあります。したがって、医大生は自分で心拍数を計算できるようになっておくとよいです。

RR 間隔を数える

心電図には小さな四角と大きな四角があります。小さな四角を**目盛り**、大きな四角を**マス**と言うのでした。

まずは、心室の収縮と収縮の間隔を測ります。下の心電図で **RR 間隔**（QRS 波と QRS 波の間）がマス何個分か、数えてください。

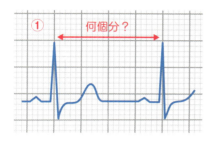 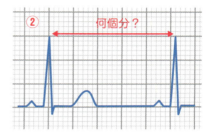

①はマス 4 個です。
②はマス 5 個と目盛り 1 個（マス 0.2 個）なので、足して 5.2 個です。

次に、**300 ÷ マスの数** を計算してください。

① 300 ÷ 4 = 75
② 300 ÷ 5.2 ≒ 58

これが心拍数になります。

「300」という数字が気になりますね。次のページで説明しましょう。

> ### 心拍数は暗記ではなく自分で導く
>
> マス 1 個のときは心拍数 300/分、マス 2 個のときは心拍数 150/分、マス 3 個のときは心拍数 100/分になります。マスが 1 個増えるごとに、心拍数は 300、150、100、75、60、50…となります。本によってはこの数字を丸暗記させているようですが、それはあまり良いことではありません。
> 覚えるべきは「心拍数＝300÷マスの数」であり、さらに余力があるなら、なぜ 300 という数字が出てくるか自分で考えることが大切です。

第5章　不整脈アドバンス

5.2 心拍数＝300÷マスの数で計算できる理由

　小さい四角（目盛り）は一辺が1mmの正方形です。心電図の横軸は時間を表し、小さな四角は0.04秒に相当します。

　大きい四角（マス）は小さな四角の5倍なので、一辺が5mmで0.2秒に相当します。これらは器械の設定ですので、覚えるしかありません。

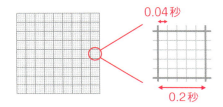

マス1個間隔で収縮した場合

　マス1個（0.2秒）の間隔で、心室が1回収縮したとしましょう。心電図は次のようになります。

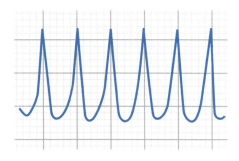

　このままのペースで1分間（60秒）収縮すると、何回収縮することになるでしょうか？

　0.2秒で1回ですから、1秒で5回、60秒だと300回になります。つまり、マス1個間隔のとき、心拍数は300/分になります。

マス 2 個間隔で収縮した場合

マス 2 個の間隔で心室が 1 回収縮したとすると、どうなるでしょうか？

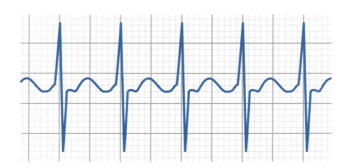

　先ほどの心電図に比べ、収縮と収縮の間の時間が 2 倍になるので、心拍数は 1/2 になります。つまり 300 ÷ 2 ＝ 150 で、心拍数は 150/分となります。

マス 3 個間隔で収縮した場合

マス 3 個の間隔で心室が 1 回収縮したとすると、どうなるでしょうか？

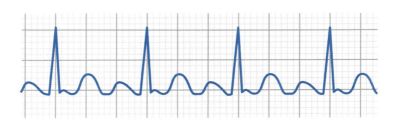

　収縮と収縮の間の時間が 3 倍になるので、心拍数は 1/3 になります。つまり 300 ÷ 3 ＝ 100 で、心拍数は 100/分となります。

　心拍数の求め方をまとめると、

- マス 2 個のときは　300 ÷ 2
- マス 3 個のときは　300 ÷ 3

マスの数が 4、5、6 と増えても同様のことが言えます。

　以上より、**心拍数 ＝ 300 ÷ マスの数** の関係が成り立ちます。

第5章　不整脈アドバンス

5.3 上室性と心室性の QRS 幅の違い

　上室から命令が出ると QRS 幅が狭くなり、心室から命令が出ると QRS 幅が広くなります。なぜこのような違いが生じるか考えてみましょう。

上室から命令が出た場合

　<u>上室</u>とは、心房、房室結節、ヒス束をまとめた言い方でした。上室のどこから命令が出ても、最終的にはヒス束へ命令が伝わり、そこから先は正常と同じ経路で伝わります。

　<u>ヒス束以降の経路は命令専用なので、一瞬で</u>心室の隅々まで命令が伝わり、心室は一瞬で収縮します。

　そのため、心室の収縮を表す QRS 波の時間は短く、つまり QRS 幅は狭く（**narrow**）なります。具体的には目盛り 3 個未満です。

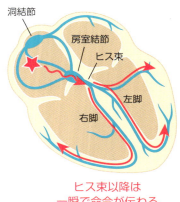

ヒス束以降は
一瞬で命令が伝わる

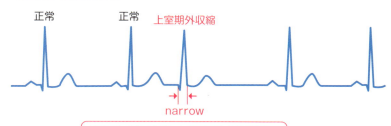

心室から命令が出た場合

心室から命令が出ると、その命令は心筋を伝わって心室の隅々に伝わります。

心筋は本来収縮するものであり、命令を伝えるものではありません。命令を伝えることもできますが、そのスピードはゆっくりです。

具体的には、脚やプルキンエ線維では命令の伝導速度は4m/秒ですが、心筋では1m/秒です。つまり1/4程度です。

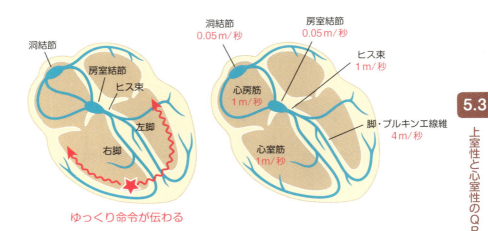

本来の経路である脚やプルキンエ線維を経由すれば、隅々まで一気に命令が伝わるので、心筋は全体として一斉に収縮し、一斉に収縮が終了します。

ところが、心筋自体が命令を伝えると、あるところでは命令が伝わっているのに、あるところでは命令がまだ伝わっていないということが起こります。その結果、収縮している心筋もあれば、これから収縮を始める心筋もあり、すべての心筋が収縮し終えるまで時間がかかってしまいます。そのため、QRS波の時間は長く、QRS幅は広く（wide）なります。具体的には目盛り3個以上です。

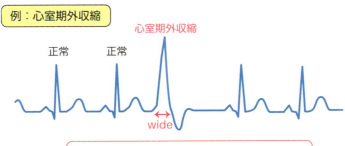

第5章 不整脈アドバンス

5.4 第2度房室ブロックの分類

　第2度房室ブロックは、心室に命令が伝わったり、伝わらなかったりする状態と説明しました（48ページ）。どの程度伝わるかは人によります。したがって、いろいろな心電図が考えられます。

　例えば、4回の命令のうち3回が心室に伝わったとします。すると、4個のP波中3個にQRS波が見られます。これを**4：3房室ブロック**といいます。

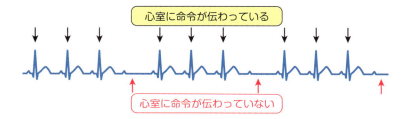

3個のP波中2個にQRS波が見られたら**3：2房室ブロック**といいます。

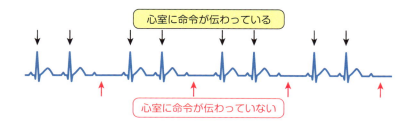

2個のP波中1個にQRS波が見られたら**2：1房室ブロック**といいます。

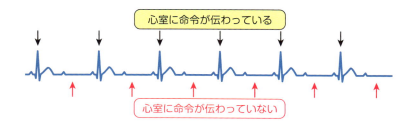

3個のP波中1個にQRS波が見られたら**3：1房室ブロック**といいます。

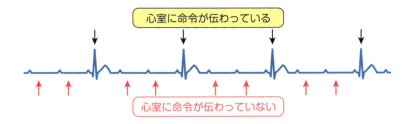

4個のP波中1個にQRS波が見られたら**4：1房室ブロック**といいます。

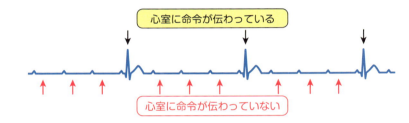

上記の心電図をまとめたのがこの表です。

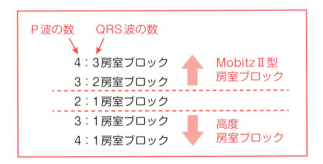

　下に行くほどQRS波の割合が少なくなり重症です。特に3：1房室ブロック以降は、**高度房室ブロック**と呼ばれています。3：2房室ブロックより伝わる割合が多いものは、低度房室ブロックと呼びたいところですが、**MobitzⅡ型房室ブロック**と呼ばれています。2：1房室ブロックは、そのまま2：1房室ブロックです。

　以上、第2度房室ブロックについて色々なパターンを見てきました。どれか1つのパターンが理解できれば他のパターンも理解できるはずです。

第5章 不整脈アドバンス

5.5 Wenckebach型房室ブロック

　第2度房室ブロックの中には、Wenckebach（ヴェンケバッハ）型房室ブロックというものがあります。ちょっとややこしいので、今まで説明しませんでした。詳しく知りたい方のために、ここで説明します。

第2度房室ブロック

4：3房室ブロック	↑ Mobitz Ⅱ型房室ブロック or Wenckebach型房室ブロック
3：2房室ブロック	
2：1房室ブロック	
3：1房室ブロック	↓ 高度房室ブロック
4：1房室ブロック	

　前ページの説明で、3：2房室ブロックよりも軽症のものはMobitz Ⅱ型房室ブロックと呼ばれると説明しました。正確には、Mobitz Ⅱ型房室ブロック、もしくはWenckebach型房室ブロックが考えられます。この2つがどう違うか説明していきます。

　どちらも、たまに心室に命令が伝わらなくなり、その結果、QRS波が見られなくなるのは同じです。しかし、**PQ時間**が異なります。PQ時間とは、P波の始まりからQRS波の始まりまでの時間でしたね。

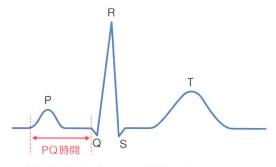

※QRS波がR波で始まっている場合は「PR時間」と言います。

Wenckebach 型房室ブロック

　Wenckebach 型房室ブロックは PQ 時間が徐々に長くなったあと、心室に命令が伝わらなくなり、QRS 波が見られなくなります。

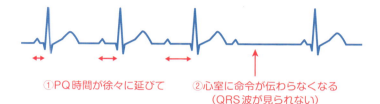

①PQ 時間が徐々に延びて　　②心室に命令が伝わらなくなる
　　　　　　　　　　　　　　（QRS 波が見られない）

Mobitz Ⅱ型房室ブロック

　Mobitz Ⅱ型房室ブロックは PQ 時間が一定で、突然心室に命令が伝わらなくなり、QRS 波が見られなくなります。

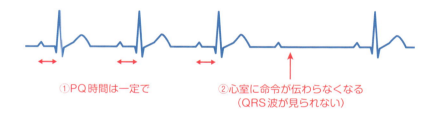

①PQ 時間は一定で　　②心室に命令が伝わらなくなる
　　　　　　　　　　（QRS 波が見られない）

　以上が、Wenckebach 型房室ブロックと Mobitz Ⅱ型房室ブロックとの区別の仕方です。

なぜ今まで分類を説明しなかったのか？

　「房室ブロックって何？」と学生に質問すると、よくこんな答えが返ってきます。

　「房室ブロックは第 1 度から第 3 度に分類され、第 2 度は Mobitz Ⅱ型と Wenckebach 型に分類されます」

　そこで、「分類はそのとおりだけど、そもそも房室ブロックって何？」「第 2 度房室ブロックの定義は？」と聞き直すと、きちんと答えられなかったりします。

　「房室ブロックとは、心房の命令が心室に伝わらなくなった病気です」

「第 2 度房室ブロックとは、命令が伝わったり伝わらなかったりする状態です。PQ 時間によって Mobitz Ⅱ 型と Wenckebach 型に分類されます」

というのがより良い回答です。

　この回答から分かるように、Mobitz Ⅱ 型か Wenckebach 型かは、房室ブロックを理解するための本質ではなく枝葉の部分です。それを最初に説明してしまうと、何が重要かが分からなくなってしまう可能性が高いので、あえて説明しませんでした。

Mobitz Ⅱ 型を先に説明した理由

　では、なぜ Wenckebach 型ではなく、Mobitz Ⅱ 型の方を先に説明したのでしょうか？ それは、Mobitz Ⅱ 型の方が重症だからです。Mobitz Ⅱ 型は QRS 波が抜けるだけではなく、第 3 度房室ブロックに移行したり、心静止を引き起こしたりすることがあります。一方、Wenckebach 型は変化することは少なく、重症な病態を引き起こす可能性は低いとされています。

　仮に Wenckebach 型を Mobitz Ⅱ 型と診断し、循環器の先生に相談しても「これは Wenckebach 型なのであまり心配いりませんよ。経過観察にしましょう」となるだけで、患者さんに害はありません（循環器の先生のお手数はかけますが）。しかし、Mobitz Ⅱ 型を Wenckebach 型と診断し、経過観察にしてしまうのは患者さんを危険にさらす可能性があります。

　本書を読む前から Wenckebach 型を知っていた方は少し戸惑われたかもしれませんが、そういう理由ですのでご理解いただければと思います。

Wenckebach と Mobitz

Wenckebach はオランダ出身の医師で、1889 年に Wenckebach 型房室ブロックを報告しました。Mobitz はロシア出身の医師で、1924 年に Mobitz Ⅱ 型房室ブロックを報告しました。Mobitz Ⅰ 型房室ブロックも報告しましたが、それは Wenckebach 型房室ブロックと同じ心電図でした。「Wenckebach 型」と「Mobitz Ⅰ 型」は同じものですが、「Wenckebach 型」と呼ぶのが一般的です。

第5章 不整脈アドバンス

5.6 第1度房室ブロック
First-degree atrioventricular block

第1度房室ブロックは緊急性が低いことから、これまで説明しませんでした。ただ、気になる方もいらっしゃると思いますので、ここで説明します。

病態と症状

房室ブロックなので、心房から心室に命令が伝わらなくなった状態です。正確に言うと、伝わらないわけではなく、伝わり方がゆっくりになったのが第1度房室ブロックです。ゆっくりではありますが、毎回途切れることなく伝わっています。

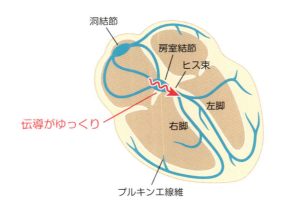

心室に毎回命令が伝わるので、心室はふつうに収縮しています。基本的に症状はありません。

心電図の波形

　PQ時間とは、心房に命令が伝わり、その命令が房室結節⇒ヒス束⇒脚⇒プルキンエ線維と伝わり、心筋が収縮する直前までの時間を意味します。
　第1度房室ブロックは、房室結節（またはヒス束）での命令の伝わりがゆっくりになった状態なので、PQ時間は長くなります。

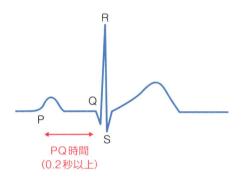

　具体的には **0.2秒以上** になります。マスは0.2秒、目盛りは0.04秒でした。ですので、マスだったら1個以上、目盛りだったら5個以上で第1度房室ブロックと診断します。

対処

病的意義は低いため、基本的に経過観察でよいです。

※ごくまれに注意が必要な場合があります。175ページで説明しますが、今そこを読んでも難しいと思いますので、順に読み進めていくことをお勧めします。

心電図の正常値はどこまで覚えるべきか？

ここまで勉強してきて、正常値を知らなければ判断できない心電図はいくつあったでしょうか？　まずQRS幅、それと今回勉強したPQ時間くらいでしょうか。第1度房室ブロックは基本的に経過観察でよいので、PQ時間は必ずしも暗記しておかなければいけない値ではないかもしれません。
このように、（特に不整脈の）心電図を読む上で、正常値を知っていなければいけない場面はほとんどありません。心電図を勉強する上で大切なのは、正常値を覚えることではなく、重要な心電図の形を理解することだと思います。

5.7 洞不全症候群の分類

第5章 不整脈アドバンス

　52ページで説明したように、洞不全症候群は心房に命令が伝わらない状態です。その原因によって、**洞停止**と**洞房ブロック**に分けられます。ここではその見分け方を説明します。

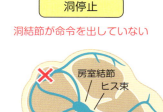

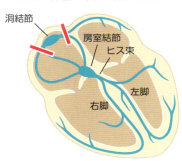

洞停止

　一時的に洞結節から命令が出なくなる状態です。数秒後、自然に命令を再開します。その間は心房や心室に命令が伝わっていません。

　したがって、心電図は数秒間フラットになり、その後、正常な波形に戻ります。ただし、正常な波形が再開するタイミングは、それまでとズレます。

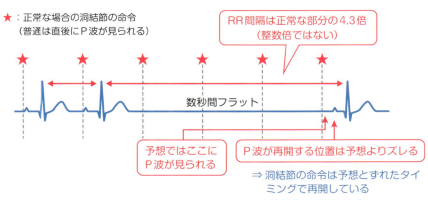

洞房ブロック

洞房ブロックの「洞」は洞結節の洞で、「房」は心房の房です。洞結節と心房の間の経路に障害があり、命令が伝わらない状態です。

心房に命令が伝わらないと、心室にも命令が伝わりません。したがって、心房も心室も収縮せず、波形が見られなくなります。その後、命令が伝わるようになると正常な波形が出現します。

洞房ブロックは、命令が伝わっていないだけで、洞結節から命令は常に出ています。したがって、波形が再開すると、それまでと同じタイミングで波形が出現します。

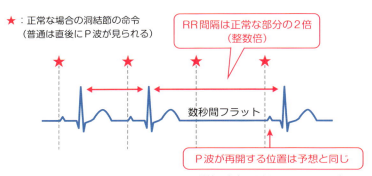

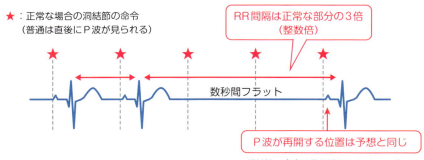

ここでは説明のために洞結節の命令（★印）でタイミングを表していますが、実際は RR 間隔でタイミングがずれているかどうかを判断します。

洞房ブロックでは、フラットな部分を含む RR 間隔が正常の RR 間隔の 2 倍、3 倍…となります。何倍になるかは人によりますが、必ず**整数倍**になります。洞停止では整数倍にならず、小数倍になります。

第6章

虚血性心疾患

ここからあとの章は、不整脈以外の心電図を勉強していきます。

不整脈は病態から心電図を考えることが比較的容易でしたが、不整脈以外の心電図ではそう簡単ではないので、納得いかないこともあるでしょう。

その時はあまり深入りせず、とりあえず「そういうものか」と割り切ることも必要です。そうして先に進むことが、効率よく勉強するためのコツです。

この章では、虚血性心疾患について勉強します。

虚血性心疾患は大きく心筋梗塞と狭心症に分かれます。心筋梗塞は冠動脈が完全に詰まった状態、狭心症は冠動脈が狭くなった状態です。重症なほうを先に学ぶのが本書の方針ですので、まずは心筋梗塞の心電図から始めましょう。

第6章　虚血性心疾患
6.1 心電図の縦軸の意味

これから心筋梗塞の波形について勉強していきますが、その前に心電図の決まり事について、いくつか知っておきたいことがあります。

縦の小さな四角1個＝0.1mV

第5章（88ページ）で、心電図の横軸の意味について説明しました。小さな四角（目盛り）は一辺が1mmの正方形で、横は0.04秒に相当するのでした。

虚血性心疾患では、縦軸の意味も重要となります。小さな四角（目盛り）の縦は0.1mVに相当します。

心臓は電気で収縮するので、単位がV（ボルト）になります。なぜ小さな四角1個で0.1mVかと言うと、それが見やすいから、そのように設定しただけです。特別な意味はありません。

キャリブレーションに注意！

心電図のはじの方をよく見ると、凸型のマークがついているのが分かります。これを**キャリブレーション**と言い、1mVを意味します。普通は小さな四角10個で1mVなので、下の図のようになっています。

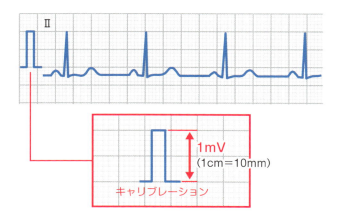

102

詳しくは後述しますが、人によってはQRS波が高く、上下で重なってしまう場合があります。

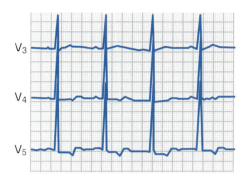

これでは見づらいですね。そこで、心電計が自動的に縦の縮尺を1/2にしてくれる場合があります。このとき、小さな四角5個で1mVとなります。キャリブレーションの高さは半分になります。

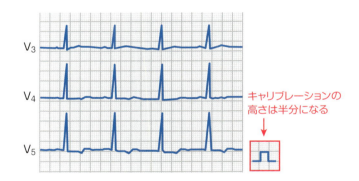

上の心電図と全く同じものですが、見やすくなりました。

でも、「器械が自動で調整してくれるなんて便利だなぁ」と思った方は注意が必要です。

縦の縮尺が1/2になっているということは、実際のQRS波が非常に高いこと、つまり異常であることを意味します。もし縮尺が1/2になっていることに気がつかないと、正常と判断してしまいます。心電図を見るときはキャリブレーションが変更されていないか、必ず確認するクセをつけましょう。

※本書では心電図毎にキャリブレーションを載せていませんが、基本的に10mm（小さい四角10個）で1mVとしております。

第6章　虚血性心疾患

6.2 等電位線と小文字の意味

等電位線

心筋梗塞の心電図ではよく「上・下」という言葉が出てきます。例えば、ST上昇とかST低下などです。この上とか下は、どこが基準になるのでしょうか？

それは、T波の終わりと次のP波の始まりを結んだ線になります。これを<u>等電位線</u>または<u>基線</u>といい、上下の基準になります。

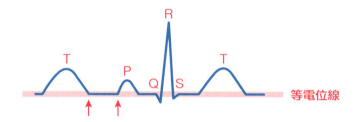

小文字の意味

QRS波は、「qRs波」とか「qRS波」のように一部小文字で書かれることがあります。この小文字は、その名の通り小さな波形を意味します。具体的には<u>等電位線から波の頂点までの距離が小さな四角3個以下</u>です。下の例で確認してみてください。

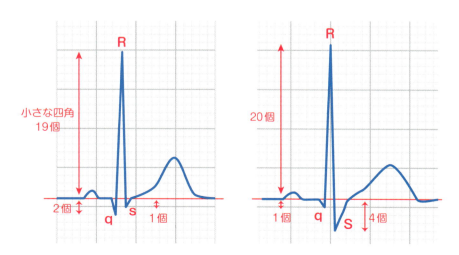

第6章 虚血性心疾患

6.3 QRS波のバリエーション

　QRS波は、Q波とR波とS波がすべてそろっている波形を言います。しかし、実際の心電図ではQ波、R波、S波のどれかが抜けている場合があります。次のページでそれらのバリエーションを紹介しますが、その前にまず各波の正確な定義を確認しましょう。

Q波・R波・S波の定義

　まず、R波からスタートです。最初の上向きの波形を **R波** と言います。
　次に、R波の前の下向きの波形を **Q波**、R波の後の下向きの波形を **S波** と言います。

　※等電位線より頂点が上にあるものが上向き、頂点が下にあるものが下向きです。

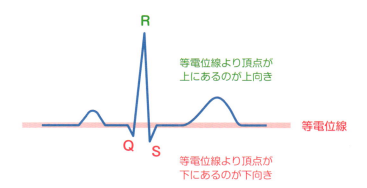

　勘違いしやすいのでもう一度説明します。
　最初の下向きの波形をQ波、次の下向きの波形をS波と言うのではありません。R波の前の下向きの波形をQ波、R波の後の下向きの波形をS波と言うのです。つまり、あくまでもR波を起点として、その前後を判断しています。

　ここでいくつか疑問が出てきます。

疑問❶　R波がなかったら？

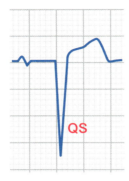

　R波がなく、下向きの波形ひとつしかない場合があります。定義をきちんと理解していないと、これをQ波としてしまいそうですが違います。
　R波がないので、前か後か判断できません。ですので、Q波でもS波でもなく **QS波形** と呼ばれます。

疑問❷　R波の後に下向きの波形が2個あったら？

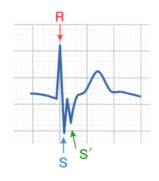

　最初の上向きの波形（赤矢印）をQ波と呼んだり、最初の下向きの波形（青矢印）をQ波と呼んだりしてしまいそうですが、どちらも間違いです。
　まず、最初の上向きの波形（赤矢印）がR波です。
　次の下向きの波形（青矢印）はR波の後にあるので、Q波とは言いません。S波です。
　その次の下向きの波形（緑矢印）も、R波の後なのでS波です。ただし2度目の登場なので **S'波** と言います。つまり、この波形は **RSS'波** となり、Q波はありません。

疑問❸　上向きの波形が2個あったら？

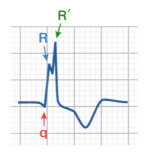

　最初の上向きの波形（青矢印）はR波で決まりです。

　R波の前の下向きの波はq波です（等電位線からの距離が1目盛りなので小文字です）。

　R波の次の上向きの波形（緑矢印）はS波ではありません。S波は必ず下向きです（これは定義なので、なぜそうなのか考えても意味がありません）。緑矢印は**R'波**と言います。よって、この波形は**qRR'波**となります。

他にもいくつかバリエーションがありますので紹介しておきます。

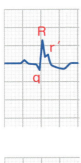 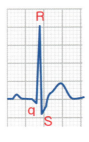 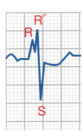 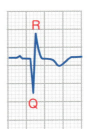

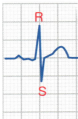 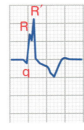 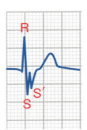

第6章 虚血性心疾患

6.4 誘導とは

　心電図の本で「誘導」のページを見ると、単極誘導、双極誘導、不関電極、アイントーベン三角などの説明が書いてありますが、なかなか難しいです。

　はっきり言って、これらの言葉はあまり気にしなくてよいです。もっとシンプルに、誘導とは「電極を付けた場所」のことだと思ってください。電極を付ける位置によって、胸部誘導と四肢誘導の2つがあります。

　※念のため言っておきますが、単極誘導や双極誘導、不関電極、アイントーベン三角などの概念が無意味なものであると言うつもりは全くありません。これらの理論があって心電図が発達しました。しかし、皆さんが「今」学ばなければいけないものではありません。もっと先に学ぶべきものがあります。それらを学び終えてからなお気になるようなら詳しく勉強するのがよいです。

胸部誘導

　胸部には6個電極を付けます。右から左に向かって V_1、V_2、V_3、V_4、V_5、V_6 と呼びます。
　V は voltage の意味です。

　電極を付ける場所は下の表の通りです。

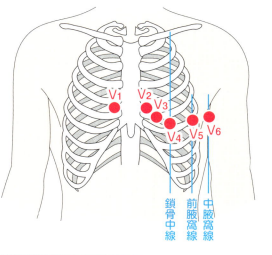

V_1	第4肋間 胸骨右縁
V_2	第4肋間 胸骨左縁
V_3	V_2 と V_4 の結合線の中点
V_4	左鎖骨中線と第5肋間を横切る水平線との交点
V_5	V_4 の高さの水平線と左前腋窩線との交点
V_6	V_4 の高さの水平線と左中腋窩線との交点

四肢誘導

四肢には 4 個電極を付けます。

右手が aVR、左手が aVL、左足が aVF、右足がアースです。

V は胸部誘導と同じ voltage です。R は right（右手）、L は left（左手）、F は foot（左足というよりは足）を表します。

小文字の a は augmented で「増幅された」という意味です。四肢の電極は心臓から離れていて信号が弱いので、見やすくするために少し増幅（1.5 倍）しています。

アースの意義は理解不要です。

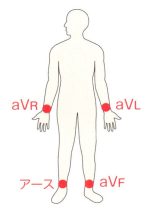

大事なのは、「各電極は装着された場所の近くの異常がないかを見ている」ということです。電極については、とりあえずこの位にしておきましょう。

以上で心筋梗塞を学ぶための準備は終了です。次節から早速、心筋梗塞の心電図について学んでいきましょう。

あきみちくん

心電図の電極は色によって付ける位置が決まっています。
四肢は、右手が赤、左手が黄、左足が緑、右足が黒です。

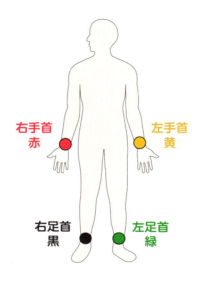

胸部は、V_1 が赤、V_2 が黄、V_3 が緑、V_4 が茶、V_5 が黒、V_6 が紫です。

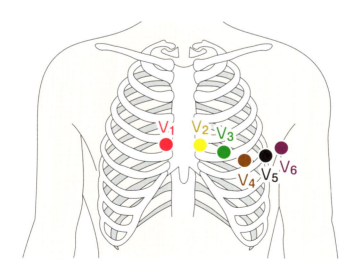

モニター心電図では右上が赤、左上が黄色、左下が緑です。

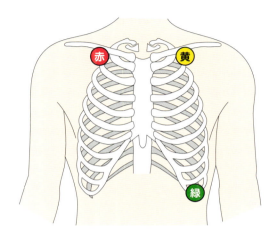

これらの色に理屈はなく、覚えるしかありません。もちろん、本を見ながら電極を付けるのもありです。ただ、ERのように急いで心電図をとらなければいけない状況もあるので、できるだけ暗記しておきたいものです。

そこで登場するのがあきみちくんです。

あ → 赤
き → 黄
み → 緑
ち → 茶
く → 黒
ん → 紫

これを四肢誘導なら右手から、胸部誘導なら V_1 から、モニター心電図なら右上から当てはめていきます。いずれの場合も「右」からというのがポイントです。四肢誘導やモニター心電図で当てはまる色がなければ飛ばしてください。

「ん」が紫なのがちょっと覚えにくいですが、最終的に残った電極を付ければよいのであまり問題になりません。

以上、電極を付ける際の参考にしてください。

第6章　虚血性心疾患

6.5 心筋梗塞の心電図の見方

　心筋梗塞の心電図は、その病態と深い関わりがあります。ですので、心電図をを学ぶ前に、心筋梗塞とはそもそもどのような病気なのかを理解しておく必要があります。

　ここでは、心筋梗塞と不整脈の違いや、心電図に関係のある病態について説明します。学習済みの内容かもしれませんが、復習も兼ねてお読みください。

心筋梗塞の心電図は、不整脈とは大きな違いが2つあります。

❶時間経過によって波形が違う

　不整脈は、基本的にいつでも同じような波形になります。発症直後も5分後も1時間後も同じ波形です。

　一方、心筋梗塞は起こった時間によって波形が異なります。心筋梗塞は突然、冠動脈が血栓で詰まってしまう病気ですが、詰まった直後は波形に変化はありません。30分後位に変化が始まり、その後時間とともに波形が変化します。

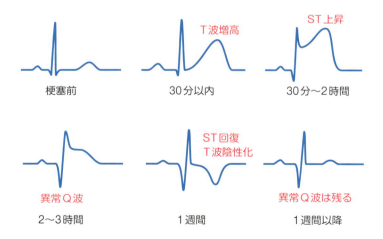

　また後で詳しく勉強しますので、今はとりあえず心筋梗塞は時間経過とともに波形が変わるということを覚えておいてください。

　なお、心筋梗塞は病態から心電図を推測するのが難しいです。分厚い本には難しい機序が載っていますが、今はそこまで理解する必要はありません。もちろん

興味のある人はそれらの本で学んでいただいて良いのですが、挫折するリスクもあります。まずは丸暗記から始めることをお勧めします。

❷ 心臓の全部ではなく一部が悪くなる

　心筋梗塞は冠動脈に血栓が詰まり、心筋が壊死する病気です。ただし、すべての心筋が壊死するわけではありません。壊死するのは心臓の一部です。冠動脈が詰まる場所によって、左室の前の方が壊死したり、左室の後ろの方が壊死したりするわけです。

　したがって、心筋梗塞の心電図では、壊死が起こった場所の誘導（電極）に異常が見られることになります。

　以上をまとめると、心筋梗塞の心電図は発症後の時間によって、特定の波形が特定の誘導で見られることになります。ここまで読むと、

- 時間経過によって波形がどのようになるのか？
- どの誘導で異常が見られるか？

が気になってきます。まずは時間経過による波形の変化を詳しく勉強していきましょう。

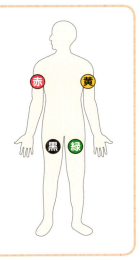

手首、足首が使えない！！

ERで心電図をとるような患者さんは全身状態が悪いことが多く、すぐに採血、ライン確保が行われる場合が多いでしょう。手首の近くでラインを確保したり、場合によっては足首でライン確保をしたりすることがあります。

このとき、四肢誘導を手首、足首に付けることができませんが、上腕や大腿で代用しても大丈夫です。

第6章　虚血性心疾患

6.6 時間経過による波形の変化

時間経過による波形の変化を詳しく見ていきましょう。

T波が高くなる

心筋梗塞後、30分以内にT波が高くなるとされています。具体的には胸部誘導で1mV以上、四肢誘導では0.5mV以上、もしくはQRS波の半分以上です。

ただし、この定義は文献によって異なり、また正常な人でもT波が高い場合があるため判断は難しいです。

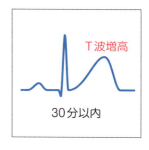

ST上昇

ST上昇という言葉は知っていると思いますが、きちんとした定義をご存知でしょうか？

学生に「ST上昇ってどこで判断しているの？」と質問すると、「大体このあたりです」とアバウトな答えが返ってくることが多いです。

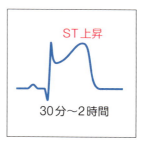

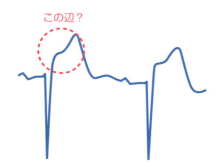

これでは人や時間が変わるとST上昇の判断が変わってしまいます。それでは困りますのできちんと判断できるようになりましょう。

まずは J 点を見つける

まず見つけるのは **J 点** です。J 点とは QRS 波と ST 部分をつなぐ（junction）点のことです。QRS 波は角度が急で、ST 部分は緩やかです。つまり、角度が急なところから緩やかなところに変わる部分が J 点となります。いくつか紹介しますので、自分で見つけられるようになってください。

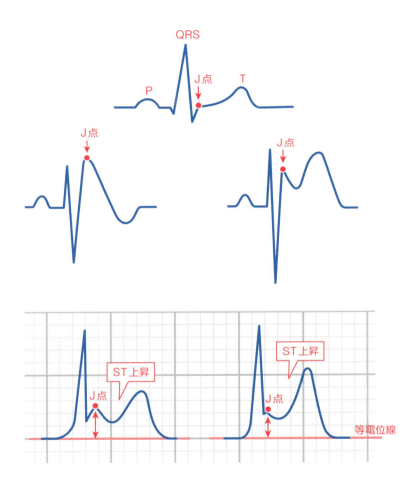

J 点が等電位線より 1 目盛り以上、上にあるものを **ST 上昇** と呼びます。ただし、V_1 〜 V_3 は正常な人でも 1mm ほど J 点が等電位線より上にあるので、2mm 以上の上昇を有意な ST 上昇とします。

早い人では発症後 30 分位経つと、ST 上昇が見られるようになります（30 分で絶対に見られるわけではありませんので注意してください）。

異常Q波

発症から2、3時間経つと、異常Q波と呼ばれる波形が見られるようになります（ST上昇同様、発症後2、3時間で絶対に見られるわけではありませんので注意してください）。

今まで「Q波」としか言っていなかったのに、「異常」という言葉が出てきました。正常なQ波とはどう違うのでしょうか？

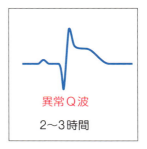
異常Q波
2〜3時間

そもそもQ波って何？

まずは「Q波とは何か？」というところから考えてみましょう。Q波はQRS波の一部なので、当然心室の収縮を意味するのですが、心室の中でも心室中隔の収縮を反映します。

基本的に心室は全体が一斉に収縮しますが、心室中隔はほんの少し早めに収縮を開始します。それがQ波となるわけです。

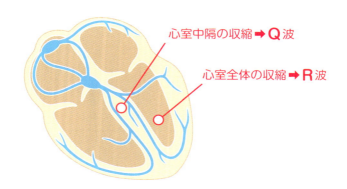
心室中隔の収縮 ➡ Q波
心室全体の収縮 ➡ R波

正常なQ波とは？

では、正常なQ波はどんな波形になるでしょうか？ 心室中隔は心室のごく一部ですから、波形は小さくなりそうです。具体的には縦の距離が小さな四角1個（0.1mV）以下です。

なお、心室中隔の収縮後、他の心筋もすぐに収縮を開始します。他の大部分の心筋の収縮はR波となります。よって、Q波のすぐ後にR波が出現するため、Q波とR波との間隔は非常に小さいです。具体的にはQ波の横幅は小さな四角

1 個（0.04 秒）以下となります。

　まとめると、縦も横も小さな四角 1 個以下が正常な Q 波となります。

異常なQ波とは？

　異常な Q 波は、「縦もしくは横が小さな四角 1 個以上」を言います。ただし、これといった病気がない場合でも縦は 1 個を越えることがあるので、縦と横がどちらも小さな四角 1 個以上とした方が、異常をより正確に判断できます。

　心室中隔以外の部位の梗塞でも、異常 Q 波は見られます。心筋梗塞でなぜこのような Q 波が見られるかは、あまり気にしないのがよいです。なお、QS 波と Q 波の病的意義は同じです。

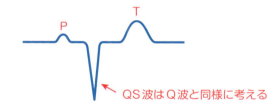

異常Q波の別の判定基準

　異常 Q 波の縦の基準について、本によっては別の判定基準が載っていることがあります。

　よく見るのが、「R 波の高さの 25% 以上」というものです。難しく感じますが、要は Q 波が大きいということです。

　どちらの判定基準がよいかは一概に言えません。そもそも Q 波は非常に小さいので、測定

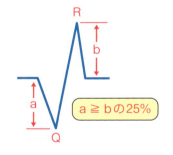

ごとの誤差は大きいと考えられます。そのため絶対的な判定基準を作るのは難しいのです。とりあえずどちらかを覚えておけばよいと思います。

　異常 Q 波は、V_1 誘導単独、Ⅲ誘導単独、aV_L 誘導単独、aV_R 誘導単独では病的意義は乏しいとされています。他にも細かい注意点があるのですが、ややこしくなるのでこのあたりにしておきましょう。

　なお、昔の教科書には異常 Q 波が見られた場合は貫通性梗塞、異常 Q 波が見られない場合は非貫通性梗塞と説明されていましたが、最近は関係ないとされています。

　異常 Q 波はいったん出現すると、その後も消えずに残ります。

ST回復

異常Q波は消えずに残りますが、上昇したST部分は2、3日で下がり始め、1週間で元に戻ります。STが下がらない場合は、心室瘤の可能性があります。

元に戻ったSTが再上昇した場合、同じ誘導ならステント血栓、他の誘導なら新規発症の心筋梗塞、多くの誘導なら急性心外膜炎の可能性があります。

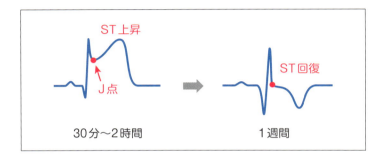

陰性T波

増高したT波はSTと同時に下がり始め、約1週間で陰性T波になります。

心筋梗塞が原因の陰性T波を**冠性T波**と呼びます。冠性T波は消えずに残る人もいれば元に戻る人もいます。

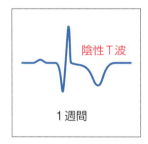

心筋梗塞でなぜ死ぬのか？

心筋梗塞では、病院に到着する前に2〜3割の人が亡くなるとされています。なぜ亡くなるのでしょうか？

「心臓の収縮が悪くなり、全身に血液を送ることができないから」ではありません。もちろん、超重症の心筋梗塞ではそのようなことが起こりえますが、多くの場合の死因は心室細動です。心筋梗塞を起こした患者さんは（特に急性期は）心室細動が起こりやすいです。心筋梗塞疑いの患者さんに対応するときは、すぐに除細動器を使えるように準備しておきましょう。

第6章 虚血性心疾患

6.7 どの誘導で異常が見られるか

　波形の異常について詳しく勉強してきました。次に、これらの異常がどの誘導で見られるか考えていきましょう。

　なぜ、異常が見られる誘導を学ぶ必要があるの？
　どこかの誘導で異常が見られたら心筋梗塞ってことでいいじゃん？

と思われるかもしれません。その気持ちは分かります。

　実際、非循環器科医が当直などで心筋梗塞を診断した場合、循環器科の先生にコンサルトして終わりです。左室の前の方の梗塞だろうが、後ろの方の梗塞だろうが、あまり関係ありません。循環器科の先生が冠動脈造影を行い、どこが悪いか同定し、治療を行ってくれます。

　では、非循環器科医にとって「どの誘導で異常が見られるか」ということは知らなくてもよいのでしょうか？
　結論から言うと、知っておくべきです。その理由は次の2つです。

❶ 正常、もしくは全く別の疾患の可能性がある

　異常Q波のところで少し説明しましたが、正常な人でも1つの誘導だけなら異常が見られることがあります。なので、異常が見られたからといって即、心筋梗塞と診断することはできません。
　基本的に2つ以上の「隣接した誘導」で異常が見られた場合に、有意な所見とします。つまり、どれが「隣接した誘導」かを知らないと、心筋梗塞の所見かどうか判断できません。逆に、すべての誘導で異常が見られた場合は、心筋梗塞以外の病気の可能性が高まります。

❷ 心筋梗塞の見逃しを防ぐ

　もう1つの理由は（こちらの方が重要かもしれないのですが）、誘導について理解していないと心筋梗塞を見逃してしまうことがあるためです。詳しくは後述します。

以上が誘導について学ぶ理由です。波形は丸暗記することをお勧めしましたが、どの誘導で異常が見られるかは、自分で考えられるようになった方がよいです。それでは誘導の勉強に戻りましょう。

左室を箱に見立てる

少し正確さに欠けるかもしれませんが、左室を箱だと思ってください。

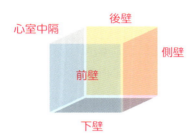

見た目通り、**前壁**、**後壁**、**下壁**と名前がついています。右室との境界は**心室中隔**、その反対が**側壁**です。心室中隔は左室の右側、側壁は左側に位置します（医学書で「左・右」が出てきたら通常は「体の」という言葉が隠れています。紙面の左・右とは逆になりますので注意してください）。

なお、左房との境界は僧帽弁ですので、上壁というものはありません。

心筋梗塞はこのどれかの壁が虚血になる病気です。

電極を重ねる

上の図に心電図の電極を重ねると、次のようになります。この図を見ながら、それぞれの壁が虚血になったらどの誘導で変化が起こりそうか考えていきましょう。

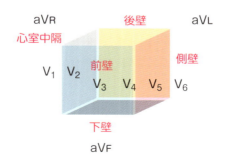

第6章 虚血性心疾患

6.8 前壁中隔梗塞

　まずは前壁と心室中隔です。この2つは同じ血管（**左前下行枝**）で栄養されていますので、基本的に一緒に虚血になります。ですので、2つセットで**前壁中隔梗塞**と呼ばれます。

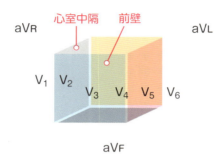

　心筋梗塞では、梗塞になった壁の近くの誘導に異常が見られます。どの誘導で異常が見られそうでしょうか？　図を見ながら予想してみてください。

　V_1、V_2、V_3、V_4 ですね。これらの誘導で ST 上昇や異常 Q 波が見られます。典型的な心電図を次ページに載せますので、確認してください。

　V_1〜V_4 のようなまとまりを「隣接する誘導」や「関連する誘導」などと言います。

前壁中隔梗塞における ST 上昇

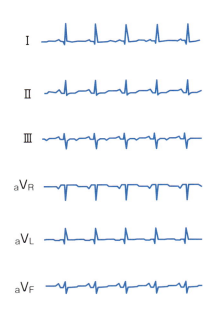
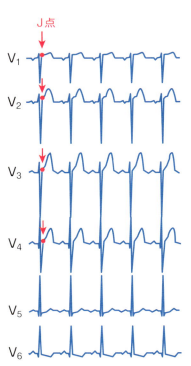

前壁中隔梗塞における異常 Q 波

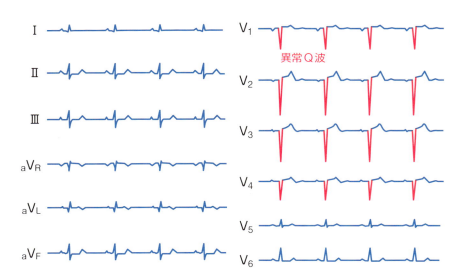

第6章　虚血性心疾患

6.9 側壁梗塞

　側壁が虚血になった場合を考えてみましょう。つまり**側壁梗塞**です。どの誘導で異常が見られそうでしょうか？　**V₅**、**V₆**です。簡単ですね。

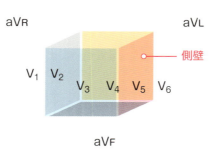

　でもよく見ると、aVL も近くにあります。**aVL** でも異常が見られます。

　ここまでは納得できますね。実はもう1つあるんです。**Ⅰ誘導**です。

Ⅰ誘導、Ⅱ誘導、Ⅲ誘導とは？

　Ⅰ誘導、Ⅱ誘導、Ⅲ誘導という名前を聞いたことがあると思います。何となく今までの誘導と別物のように感じますが、実は aVR、aVL、aVF の仲間です。

　Ⅰ誘導は aVR から aVL に流れる電気を、Ⅱ誘導は aVR から aVF に流れる電気を、Ⅲ誘導は aVL から aVF に流れる電気を意味します。

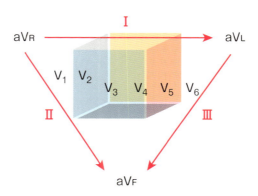

何となく分かったような分からないような話ですが、あまり深く考えすぎない方がいいです。大事なのは向きです。

```
Ⅰ  は  左
Ⅱ  は  左下
Ⅲ  は  右下
```

前ページの図を参考に、この向きを覚えてください。

※これは人間が意図的に考えた定義ですので、「なぜⅠ誘導は右向きではなく左向きなのか？」「なぜⅡ誘導は aVR から aVF の向きなのか？」などと考えるのは意味がありません。このように定義すると便利だから、そう定義しただけです。どのように便利かは後々分かります。

以上がⅠ誘導、Ⅱ誘導、Ⅲ誘導の原理です。本によっては「アイントーベンの三角が…」「双極誘導とは…」といった説明が書いてありますが、あまり気にしなくてよいです。本質は今説明した通りで、これを知っていれば困ることはありません。

側壁梗塞では左室の左側で異常が見られる

側壁梗塞に話を戻します。Ⅰ誘導の向きは覚えていますか？
左でしたね。ところで左室の一番左の部分は何でしょうか？　側壁です。よって、側壁梗塞ではⅠ誘導でも異常が見られます。

まとめると、**側壁梗塞では V_5、V_6、aV_L、Ⅰで異常が見られます。**
典型的な心電図を次ページに載せますので確認してください。

側壁梗塞における ST 上昇

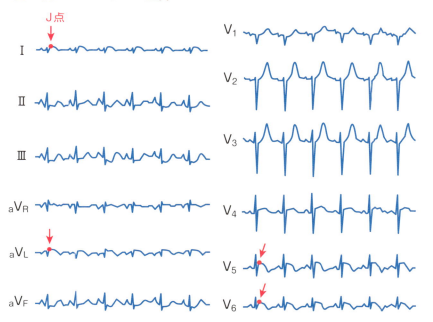

側壁梗塞における異常 Q 波

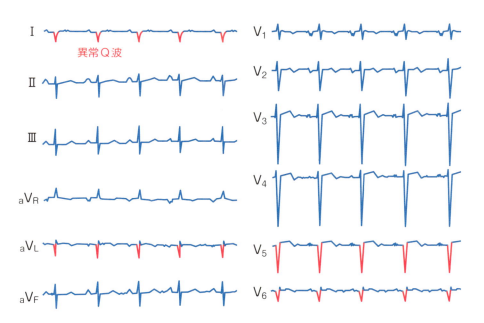

第6章　虚血性心疾患

6.10 下壁梗塞

少し分かってきたところで、次は下壁です。ここが虚血になったものを**下壁梗塞**と言います。下壁梗塞ではどの誘導で異常が見られそうでしょうか？

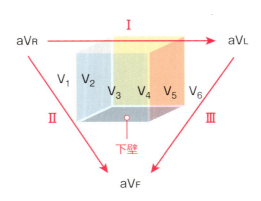

答えは **aVF** です。aVF は左足の電極ですが、左足は体の**一番下**です。なので、aVF は左室の一番下である下壁梗塞で異常が見られます。

ここで勘のよい読者ならお気づきだと思いますが、他の誘導でも異常が見られます。Ⅱ誘導とⅢ誘導です。どちらも下方向の流れを見るのでした。

まとめると、左室の一番下である下壁梗塞では、**aVF、Ⅱ、Ⅲ**で異常が見られます。Ⅱは左下、Ⅲは右下ですが、左とか右とかはあまり気にしなくて OK です。どちらも「下」の部分が重要です。

典型的な心電図を次ページに載せますので確認してください。

下壁梗塞におけるST上昇

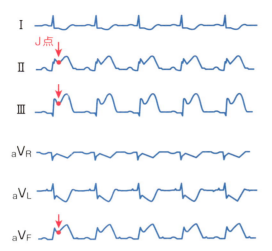

下壁梗塞における異常Q波

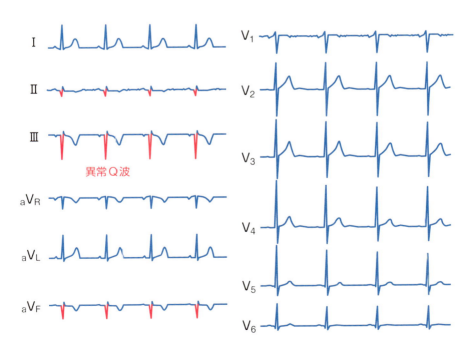

第6章 虚血性心疾患

6.11 後壁梗塞

　大分慣れてきたところで、後壁梗塞を考えます。どの誘導で異常が見られそうでしょうか？

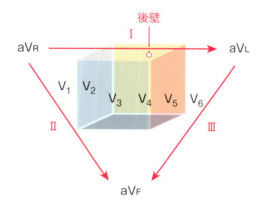

　後壁の近くに電極はありません。これでは異常を発見することができませんので、何か策を考えましょう。
　すぐに思いつくのが、後壁の近くに電極を付けることです。下図のように V_6 の続きとして V_7、V_8、V_9 を付けます。一般的な心電計に $V_7 \sim V_9$ はありませんので、例えば V_1 を V_7、V_2 を V_8、V_3 を V_9 の位置に付けて代用します。

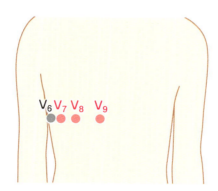

　基本的にこの方法でよいのですが、電極を付けるのが大変です。2回に分けて測定しないといけないし、特に背中に付けるのは大変です。心電図をとる人全員にルーチンで行えるものではありません。もう少し楽な方法はないでしょうか？

そこで出てくる考えが**ミラーイメージ**です。ミラーは鏡という意味ですが、ここでは反対を意味します。

後壁梗塞のミラーイメージ❶　ST低下

後壁の反対の部分、すなわち前壁の誘導（V_1〜V_4）で異常が見られます。

波の形も反対になります。つまり、前壁梗塞ではSTが上昇しますが、後壁梗塞ではV_1〜V_4（特にV_1、V_2）でST低下が見られます。

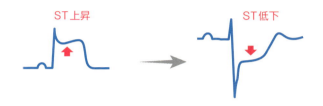

後壁梗塞のミラーイメージ❷　Rの高さ＞S波の深さ

普通の異常Q波は下向きの波です。後壁梗塞ではミラーイメージとして上向きの波形が見られます。上向きの波形はQ波とは呼ばないので、実際は**高いR波**が見られます。

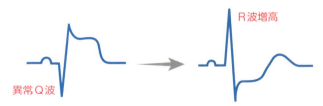

その結果、正常な心電図ではV_1、V_2誘導では「R波の高さ＜S波の深さ」となりますが、後壁梗塞では「R波の高さ＞S波の深さ」となります。このR波は異常Q波の代わりですので、幅が1mm以上となります。

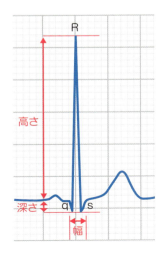

※R波の高さとは等電位線からR波の頂点までの距離、S波の深さとは等電位線からS波の頂点までの距離のことです。

※「R波の高さ＜S波の深さ」であっても、後壁梗塞を否定することはできません。

後壁梗塞のミラーイメージ❸　陽性T波

　普通の心筋梗塞における最後の心電図変化はT波の陰転化ですが、後壁梗塞では陽性T波となります。陰転のミラーイメージとしての陽性波ですので、微妙な高さの陽性T波ではなく、**高いT波**となります。

　具体的には、胸部誘導で1mV以上、四肢誘導で0.5mV以上、もしくはR波の高さの1/2以上です。

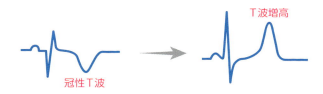

　ただし、高いT波は正常な人でも見られるので、高いT波のみで後壁梗塞を診断するのは難しいかもしれません。高いT波が見られるときはすでにR＞Sとなっていますので、これを併せて見るというスタンスがよいと思います。

　以上、後壁梗塞における3つのミラーイメージ、すなわちST低下、R波増高、陽性T波について説明しました。それぞれの典型的な心電図を次ページに載せますので確認してください。

後壁梗塞における ST 低下（ST 上昇のミラーイメージ）

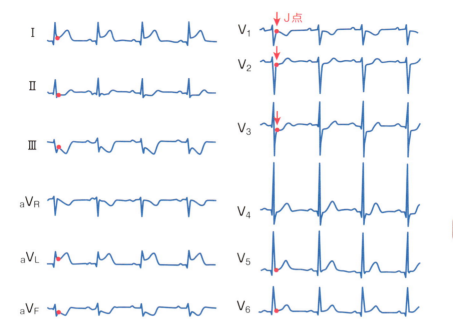

※側壁梗塞も合併しているため、Ⅰ、aVL、V5、V6 で ST 上昇、Ⅱ、Ⅲ、aVF で ST 低下（側壁梗塞のミラーイメージ）が見られます。

後壁梗塞における R 波増高（異常 Q 波のミラーイメージ）と陽性 T 波（陰性 T 波のミラーイメージ）

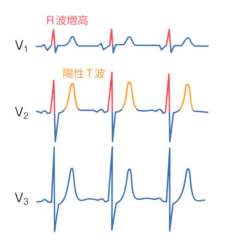
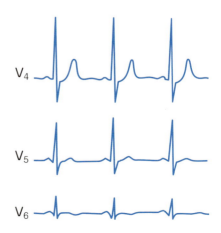

第6章　虚血性心疾患

6.12 右室梗塞

　念のため確認ですが、今まで勉強してきたのはすべて左室の話です。前壁とか後壁とかいうのは、左室の前壁、左室の後壁のことです。左室は筋肉が多いため血管が発達しており、閉塞する血管によって細かく分類します。

　右室は筋肉が少ないため、左室ほど血管が発達していません。なので、右室の梗塞は**右室梗塞**の1つだけとなります。

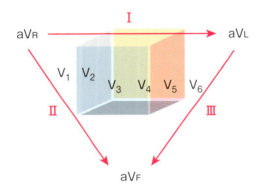

　右室梗塞ではどの誘導で異常が見られるでしょうか？　上の図を見ながら考えると、V_1 誘導で異常が見られそうです。

　「V_1 で異常が見られる」と言えば、前壁中隔梗塞もそうでした。また、V_1 誘導だけなら非特異的な変化（病気でない）という可能性もあります。どうやって鑑別すべきでしょうか？

　まず、非特異的な変化との鑑別は、症状と血液検査です。心電図の本なのに症状と血液検査というのは腑に落ちないかもしれませんが、心筋梗塞かどうかは、心電図だけで判断することではありません。心電図を含め、症状、血液検査、エコーなど使えるものはすべて使って判断することが大切です。

　なお、医師国試で右室梗塞を心電図から診断させる問題は今まで出題されたことがないですし、今後も出題されないと思いますので安心してください。

前壁中隔梗塞との鑑別

次に前壁中隔梗塞との鑑別ですが、V_2〜V_4誘導をみましょう。ここでもST上昇などの所見が見られたら、前壁中隔梗塞の可能性が高いです。

ただし、前壁中隔梗塞に右室梗塞を合併している可能性もありますので、この診断は本質ではありません。より良い鑑別法は**右側誘導**をとることです。

後壁梗塞では後壁に近いところにV_7、V_8、V_9誘導を付けました。それと同じ考えで、右室に近い場所に電極を付けます。図のようにV_{3R}、V_{4R}を付けます。

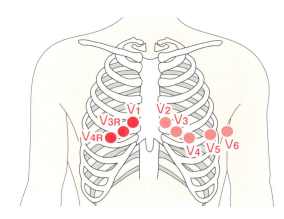

普通の心電計にそのような電極はありませんので、V_3をV_{3R}、V_4をV_{4R}の位置に付けて代用します。この場合、普通のV_1誘導はV_{2R}、普通のV_2誘導はV_{1R}となります。

V_{3R}やV_{4R}（特にV_{4R}）でST上昇などの所見が見られれば右室梗塞となります。典型的な心電図は下図のようになります。

右室梗塞におけるST上昇（右側誘導）

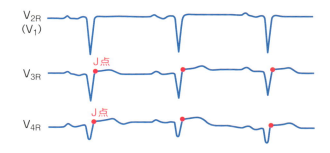

第6章　虚血性心疾患

6.13 ミラーイメージについて

　ミラーイメージは補助的に使用するだけでなく、積極的に使うこともできます。心筋梗塞以外に、心膜炎やたこつぼ心筋症などでもST上昇が見られます。それらと心筋梗塞とを鑑別する方法はいくつかありますが、その中で最も特異度が高いのがミラーイメージです。

　つまり、ST上昇のある心電図でST低下も見られたら、ST低下の部分はST上昇のミラーイメージであり、心筋梗塞以外では見られません（ただし、ミラーイメージがないからといって、心筋梗塞を除外することはできません）。

　ミラーイメージはおおよそ反対の誘導で見られるので、例えばV_2でST上昇が見られたときに、V_3でST低下が見られることはありません。例外はありますが、基本的に以下の組み合わせでミラーイメージが見られます。

側壁　| Ⅰ、aV_L、V_5、V_6 | ⟺ | Ⅱ、Ⅲ、aV_F |　下壁

　この関係は覚えるのが大変かもしれませんが、少なくともミラーイメージが見られたら心筋梗塞の可能性がかなり高いことはぜひ覚えておくとよいです。

aV_Rの役割は？

今まで勉強してきて、「aV_Rってあまり出番がないのかな？」と思った人もいるかもしれません。ここでaV_Rの役割について考えてみます。

①Ⅰ誘導、Ⅱ誘導の元になる

aV_RがないとⅠ誘導、Ⅱ誘導を合成することができません。123ページで学んだように、Ⅰ誘導はaV_RとaV_Lから、Ⅱ誘導はaV_RとaV_Fから合成されます。Ⅰ誘導もⅡ誘導も、心筋梗塞の部位診断や軸偏位の確認で利用される重要な誘導です。その元になるのがaV_Rです。

②左主幹部梗塞

通常、心筋梗塞の部位診断でaV_Rは出てきません。しかし、aV_RでSTが上昇する場合があります。それは左主幹部梗塞です。左冠動脈が前下行枝と回旋枝とに分かれる前に詰まってしまった状態であり、かなり重症です。胸痛がありaV_RでST上昇が見られた場合は、必ず左主幹部梗塞の可能性を考えるようにしてください。なお、aV_Rでの異常Q波は病的意義がありません。

梗塞部位と対応する誘導のまとめ

　以上で心筋梗塞の勉強は終わりです。最後に、梗塞部位と異常が見られる誘導を表にまとめました。復習のときや、当直で忙しく考えている暇がないときに活用してください（この表を何も考えずに丸暗記しても意味はありません）。

ST上昇の出現誘導と心筋梗塞の名称

	I	II	III	aVR	aVL	aVF	V₁	V₂	V₃	V₄	V₅	V₆
前壁中隔							●	●	●	●		
前壁								●	●	●		
下壁		●	●			●						
側壁	●				●						●	●
高位側壁	●				●							
後壁							⬤	⬤	⬤			
広範囲前壁	●				●		●	●	●	●	●	●
下側壁		●	●			●					●	●
下後壁		●	●			●	⬤	⬤	⬤			
後側壁	●				●		⬤	⬤	⬤		●	●

●：ST上昇、⬤：ST低下。症例によっては一部を欠く場合があります。
杉山裕章：心電図のみかた，考え方，中外医学社，2014，p.256 より許諾を得て転載

心筋梗塞の心電図のバリエーション

心筋梗塞の心電図はバリエーションが多く、紹介しきれなかったものもあります。また、変化があったとしても軽微であり、一見正常に見える場合もあります。
ですので、心筋梗塞かどうか迷った場合は専門書で確認したり、病歴、身体所見、血液検査、画像検査などを組み合わせて判断してください。それでも迷ったら、帰宅させるのではなく、少し時間を空けて上記の検査を繰り返すのがよいです。
このように言うと、「今まで勉強したのは意味がないの？」「最初から専門書で勉強しないとダメなの？」と思われるかもしれません。ですが、何度も言うように、勉強は順序が大切です。まずは大きな全体像をつかんでから、細かい内容や例外を学ぶことが大切です。初めからバリエーションを知ろうとすると、かえって大事なことが頭に入っていないことがあります。
ここまで読んだ皆さんは、心筋梗塞の心電図で大事なことはすべて勉強しました。この状態なら難しい専門書でもきちんと理解できるはずです。自信を持ってこの先の勉強を進めてください。

第6章　虚血性心疾患

6.14 狭心症の心電図の見方

　ここからは狭心症の心電図について勉強していきます。狭心症は主に動脈硬化が原因で冠動脈が狭くなり、血液の流れが悪くなった状態です。その結果、特に労作時に胸が苦しくなったり、息切れなどの症状が見られたりします。心電図では **ST 低下** が見られることは有名ですので、知っている方も多いでしょう。

　「心筋梗塞の逆で単純だな」と思った人もいるかもしれませんが、実はそう単純でない部分もあります。基本的なことから、意外と知られていないけど重要なことまで、勉強していきましょう。

状況が大切

　狭心症かの判断は、状況が大切です。医師国試でもよく出題されます。例えばこんな問題です。

> 【第 107 回 B46】
> 57 歳の男性。胸痛を主訴に来院した。2 ヵ月前から階段を昇るときに前胸部痛が出現し、2〜3 分の安静で消失していた。これまで心疾患を指摘されたことはない。脈拍 72/分、整。血圧 136/80 mmHg。心音と呼吸音とに異常を認めない。安静時心電図は正常である。(以下略)

　「よく見る問題だな」と思った人がほとんどでしょう。でも、この問題はとても大事なことが書かれていますので、頭に入れておいてください。

J 点で判断する

　狭心症では ST が低下する、と言いました。もう少し具体的に説明しましょう。

　まず ST 低下を判断する場所ですが、「何となくこの辺が下がっていそう」ではダメです。誰が診断しても結果が同じでなければいけません。それが **J 点** です。心筋梗塞のところでも出てきましたね。

　この J 点が等電位線より 1mm 以上、下にあるのを ST 低下といいます。

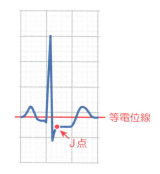

以上をふまえて、次の症例をみてみましょう。

症例

18歳の男子高校生。サッカー部のキャプテンで、全国大会に向けて練習をしている。最近、練習中に少し疲れやすい感じがするようになった。あまり気にしていなかったが、大会が近いことから念のため、部活のない土曜日に近医を受診した。

【受診時の心電図】

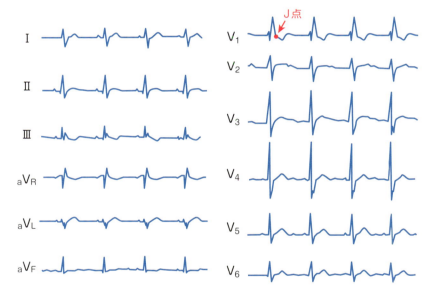

この男子高校生は練習中に疲れがあり、V_1 誘導で ST 低下が見られました。よって狭心症と診断することは・・・・**できません**。

狭心症と診断するにはいくつか合わない点があります。

❶ 年齢

狭心症は冠動脈が狭くなる病気ですが、冠動脈が狭くなる主な理由は動脈硬化です。動脈硬化はもちろん食事などの影響も受けますが、基本的に加齢が原因です。40歳代で少し見られるようになり、50歳代でさらに増え、60歳、70歳代で急増します。18歳で動脈硬化が起きているとは考えにくいです。

❷ 労作の程度

　この男子高校生は、他の部員と同じ練習をしています。ましてキャプテンですから、かなりハードに運動しているはずです。狭心症患者はそこまで動くことはできません。先ほどの国試問題にあるように、駅の階段を昇ったりするときに疲れを感じるのが狭心症の典型的な病歴です。

　以上から、この男子高校生が狭心症である可能性は極めて低いです。V_1 で ST 低下が見られますが、これは右脚ブロックの所見であり、病的意義はありません（右脚ブロックについては第 7 章で説明します）。
　また、狭心症における ST 低下は、労作時に見られることに意味があります。安静時にとった心電図では、ST 低下があっても狭心症と診断することはできません。

第6章 虚血性心疾患

6.15 ST低下の形

水平型と下行型が特徴的

一口にST低下と言っても、大きく3つの種類があります。

- J点の後、上昇するもの（上行型）
- J点の後、平らなもの（水平型）
- J点の後、低下するもの（下行型）

※J点の後とは、正確にはJ点から0.08秒後（目盛り2個）です。

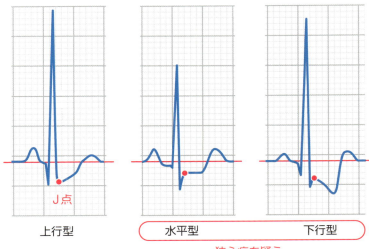

この中で、**水平型**と**下行型**が狭心症に特徴的です（もちろん100%ではありません）。

狭心症でST低下が見られる誘導

　水平型、下行型のST低下はどの誘導で見られるのでしょうか？　心筋梗塞のように部位別に誘導が決まっているかというと、そうではありません。狭心症ではV₅を中心にV₄、V₆、Ⅱ、Ⅲ、aVFでST低下が見られます（これらすべての誘導で見られるわけではありません）。

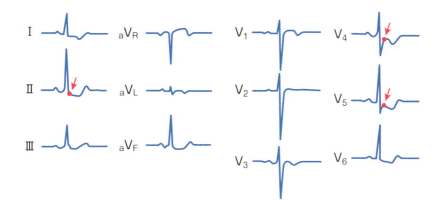

　これを読んで、「狭心症では部位診断ができないのか。部位診断ができないのなら、V₅だろうが、どこだろうが、とにかくどこかでST低下していたら狭心症ってことね」と思った人はちょっと危険です！！
　なぜ危険か、次の症例をご覧ください。

99%狭窄とは？

冠動脈造影で「○％狭窄」という表現がありますが、これは1％刻みではありません。以下のように幅があります。

　　0％：狭窄がない
　　25％：25％以下の狭窄
　　50％：26〜50％の狭窄
　　75％：51％〜75％の狭窄
　　90％：76〜90％の狭窄
　　99％：91〜99％の狭窄

「狭窄がない」という意味で、「intact」と言うこともあります。

> **症 例**

70歳の男性。突然の胸痛が出現した。安静にして様子を見ていたが、2時間経っても改善しないため、ERを受診した。

【受診時の心電図】

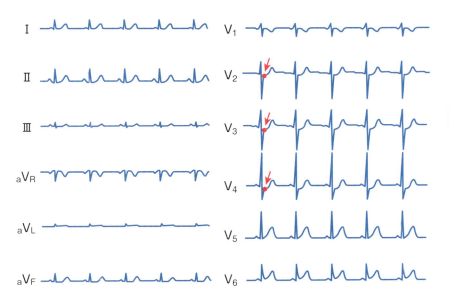

V₂〜V₄でST低下が見られるので、狭心症でしょうか？

　この患者さんは安静時にも症状があります。狭心症は労作時に症状が出るのが特徴です。また、狭心症でのST低下はV₅を中心にV₄〜V₆で見られやすい、と説明しました。上の心電図ではV₅でST低下が見られず、V₂、V₃でST低下が見られます。症状や誘導からすると、狭心症らしくありません。

　実はこの症例は狭心症ではなく、**後壁梗塞**です。狭心症も重篤な疾患ではありますが、心筋梗塞とは区別したいものです。**狭心症でのST低下はV₅付近で起こりやすい**ということはぜひ知っておきましょう。

6.16 不安定狭心症

狭心症は主に動脈硬化が原因で起こります。動脈硬化は月単位、年単位で徐々に進むので、基本的に狭心症は日に日に悪化するものではありません。月単位でもあまり症状が変わりません。このように症状があまり進行しないものを**安定狭心症**と呼びます。

不安定狭心症の起こり方

一方、**不安定狭心症**というのも存在します。その特徴は、循環器の教科書に次のように書かれています。

- 安静時にも胸痛がある
- 安静時に以前にはなかったST低下が見られる
- ここ1ヵ月以内に胸部症状が出現し頻度や程度が増悪している

安静時にも症状やST低下が見られたり、どんどん悪くなったりしています。なぜこのようなことが起こるのでしょうか？

「動脈硬化がどんどん進むから」ではありません。動脈硬化は上で説明した通り、月単位、年単位で進むものです。日単位で急に悪化するものではありません。では、なぜ日単位で症状が進むのでしょうか？

それは**プラークの破綻による血栓**が原因です。

ある程度年齢を重ねると血管にプラークがたまりますが、それが破れると血栓ができます。その血栓が完全に血液の流れを止めてしまう場合もあれば、運良く少しは血液が流れる場合もあります。

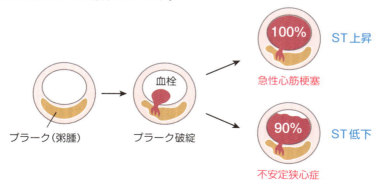

前者は心筋梗塞になります。心筋梗塞のところでは説明しませんでしたが、これが心筋梗塞の起こる機序です。後者は少しは血液が流れていますが、急激に悪くなりそうです。これが不安定狭心症となります。

　なお、破綻する前のプラークそのものによる狭窄は、多くはありません。あっても狭窄の程度としては50%位と言われています。75%位までは症状が出ません。ですので、不安定狭心症も心筋梗塞も、プラークが破綻するまでは症状はありません。プラークが破れ、血栓ができたのを機に一気に症状が出現します。

　心電図変化は、安定狭心症も不安定狭心症も基本的には同じです。ただし、不安定狭心症は狭窄の程度が高いと安静時にも症状があり、安静時心電図でもST低下が見られることがあります。逆に、安静時にST低下があり、その原因が狭心症と考えた場合は「不安定狭心症を見ている」ということになります。

Wellens 症候群とは？

　Wellens症候群は不安定狭心症の一種です。一般的な不安定狭心症は、症状があるときにST低下（と陰性T波）が見られますが、Wellens症候群は症状があるときはほぼ心電図変化が見られません。しかし、症状が治まったときに、V₂〜V₃を中心に陰性T波（もしくは二相性T波）が見られます。

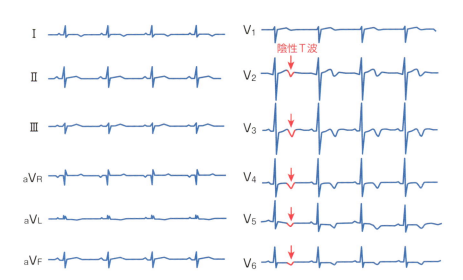

　心電図所見からは大したことがなさそうですが、Wellens症候群は前下行枝の近位部狭窄が原因とされていますので超重症です。このような病気があるということを知っておきましょう。

第6章　虚血性心疾患

6.17 運動負荷心電図

　安定狭心症について再度考えてみます。安定狭心症は安静時にはST低下は見られません。外来でとる心電図は基本的に安静時です。「じゃ、安定狭心症は診断できないのか？」となりそうですね。

　そこで登場するのが**運動負荷心電図**です。電極を付けた状態でトレッドミルで走ってもらい、波形を調べます。ST低下が見られた場合は狭心症と診断します。

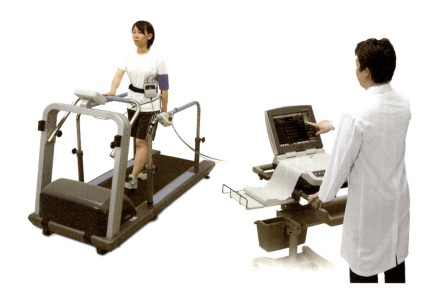

　ここまでは知っている人も多いでしょう。ここからは、大事だけど意外に知られていない2つのポイントを説明します。

ポイント❶ 前と後が大事

繰り返しになりますが、安定狭心症は安静時にはST変化がありません。ですので、運動負荷心電図を行う前に、ST低下がないことを確認します。

そして、運動負荷を行った際にSTが低下するのを確認し、運動負荷後しばらく安静にしてから、低下したSTが元に戻ることを確認する必要があります。

ポイント❷ 運動負荷を行ってはいけない症例

運動負荷の適応は、「安定狭心症疑い」の患者です。大事なのでもう一度言いますが、運動負荷の適応は、狭心症すべてではなく、**安定狭心症疑い**の患者です。

つまり、普段は症状がないが、少しハードな動きをすると胸が苦しくなるなどの症状が出現する患者が適応です。くれぐれも安静時に症状のある、心筋梗塞や不安定狭心症疑いの患者に行うことのないようにお願いします。

実際に目の前で苦しそうに横になっている患者さんを見れば、運動負荷を行おうなんて思わないのですが、国試などのペーパーテストでは患者さんの状態がイメージしにくいので、運動負荷試験を選んでしまうことがあります。

過去の心電図と比べる

この本は心電図の初学者が対象なので、典型的で分かりやすい心電図を選んで載せています。国試もそうですね。しかし、実際の臨床では分かりやすい心電図ばかりではありません。むしろ異常かどうかが微妙な心電図の方が多く、判断に迷う場面が多々あります。

「STが上がっているような… 正常のような…」

「陰性T波があるように見えるけど… どうかな？」

このような時は、過去の心電図と比べることが大切です。比べることで正常か異常かどうかの判断がしやすくなります。心電図に限らずレントゲン、CT、血液検査などは必ず過去の結果と比較するようにしましょう。

第6章　虚血性心疾患

6.18 冠攣縮狭心症

　冠動脈が狭くなる原因は主に動脈硬化（安定狭心症）で、プラークの破綻による血栓（不安定狭心症）もあると今まで説明してきました。

　実はもう1つ冠動脈が狭くなる原因があります。それが冠攣縮です。あるとき冠動脈が攣縮し、完全閉塞または高度な狭窄が数分〜15分ほど持続します。ただし、壊死に至ることはないので、心筋梗塞ではなく狭心症に分類されます。
　狭心症は一般的に日中の労作時に起こりますが、冠攣縮性狭心症は明け方に多いとされており、狭窄の程度が高いので安静時にも症状が見られます。

他の狭心症と異なりST上昇が見られる

　心電図も特徴的です。今までの狭心症ではST低下が見られましたが、冠攣縮性狭心症ではST上昇が見られます。

※狭窄の程度が軽いと、ST低下となる場合もあります。

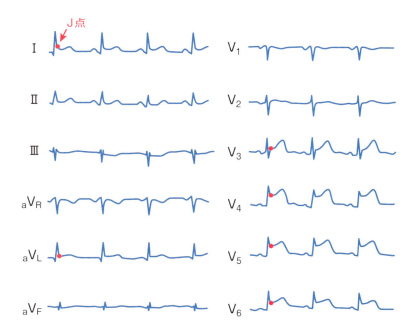

「どの冠動脈で攣縮が起こったら、どの誘導でST変化が見られるか？」については詳しくは分かっていないと思いますが、少なくとも関連する2誘導以上でST変化が見られるのがポイントです。

リスクに喫煙、飲酒がありますので、冠攣縮狭心症を起こした方には生活指導が必要です。

心筋梗塞との見分け方

ST上昇と聞くと、心筋梗塞が鑑別に挙がります。見分け方は以下の通りです。

❶ 持続時間

前述したように、冠攣縮の持続時間は数分～15分程度とされています。自宅で症状が出現してから、病院に行くことを決意し、病院に着くまでに最低でも15分はかかるでしょう。したがって、病院に着いてもなお症状が続いている場合は、冠攣縮狭心症の可能性は低くなります。心筋梗塞か、あるいは全く別の病気かもしれません。

❷ 心筋逸脱酵素

心筋梗塞は心筋が壊死しますので、心筋の中の色々な物質（心筋逸脱酵素）が血液中に漏れます。代表的なものとしてトロポニンT、トロポニンI、CK（特にCK-MB）があります。これらの値が上昇していれば、心筋梗塞の可能性が高いです。

ただし、心筋逸脱酵素が上昇するにはある程度の時間（数十分～数時間）がかかります。心筋梗塞でも発症直後は上昇が見られないことに注意してください。

第7章

丁寧に見る心電図

不整脈や虚血性心疾患のように、パッと見て分かりやすい、パターン認識しやすい心電図がある一方、少し丁寧に見ていく必要のある心電図もあります。この章ではそのような心電図を取り上げます。

- ❏ 肺血栓塞栓症
- ❏ Brugada 症候群
- ❏ QT 延長症候群（torsades de pointes）
- ❏ WPW 症候群
- ❏ 洞調律
- ❏ たこつぼ心筋症
- ❏ 心膜炎、心筋炎
- ❏ 早期再分極症候群
- ❏ ジギタリス効果
- ❏ 脚ブロック
- ❏ 電解質異常

これらの心電図はパターン認識しにくいのですが、そのぶん緊急性はあまり高くはありません。また、心電図以外の検査（レントゲン、CT、エコー、血液検査など）で診断できるものもあります。

したがって、心電図所見を完璧に覚える必要はありません。必要なときに調べればいいのです。ただし、「心電図所見がある」ということは知っていないと、調べるという発想すらできず、色々困ることが出てきます。そのため一度は学習しておく必要があるのです。

第7章 丁寧に見る心電図

7.1 肺血栓塞栓症

　肺血栓塞栓症では**SⅠQⅢTⅢ**という特徴的な心電図が見られることがあります。その意味は、「Ⅰ誘導で深いS波、Ⅲ誘導でQ波、Ⅲ誘導で陰性T波」ということです。

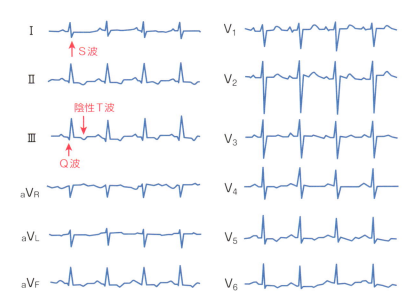

　この心電図所見は比較的有名なのでご存知かもしれませんが、いくつかのポイントについて説明します。

❶ 機序について

　まず、なぜこのような心電図になるかですが、あまり気にしなくてよいと思います。

❷ 感度、特異度

　SⅠQⅢTⅢという所見は、特異度は高いのですが、感度は低めです。特異度が高いので、この心電図が見られたら肺血栓塞栓症の可能性が高くなります。しかし感度が低いので、この心電図が見られないからといって肺血栓塞栓症を除外することはできません。

❸ 他の所見

肺血栓塞栓症というとＳⅠQⅢTⅢが有名なので、どの本にも書いてあるのですが、実はこれだけではありません。他にもいくつか所見があります。

- 頻拍
- 右脚ブロック＋V₁誘導でST上昇や陽性T波
- Ⅰ、aVF誘導で1.5 mmを超えるS波
- 時計回転
- aVF誘導でQ波
- 右軸偏位
- 四肢誘導で低電位
- aVFまたはV₁〜V₅での陰性T波

色々あって覚えきれないですね。大丈夫、覚える必要はありません。肺血栓塞栓症を疑ったら上のリストで確認すればいいだけです。機序もあまり気にする必要はありません。

とりあえず、肺血栓塞栓症はＳⅠQⅢTⅢという特異度が高い（その分、感度は低い）所見があり、他にも所見があることを頭に入れておけばいいと思います。

なぜ肺血栓塞栓症の心電図を学ぶの？

心電図の説明をした後に言うのもなんですが、確定診断は造影CTです。

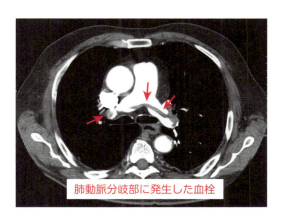

肺動脈分岐部に発生した血栓

造影CTを簡単に撮影できなかった時代は心電図で診断していたのかもしれません。しかし、今は造影CTは比較的簡単に撮影することができます。

> 「じゃ、肺血栓塞栓症を疑ったときは、心電図なんかとらずに造影 CT をとればいいんじゃない？」

との考えが浮かびます。今まで学んだ心電図は無駄だったのでしょうか？　最後にこの点を考えてみましょう。

呼吸苦や胸痛で来院した患者にどの検査を行うか？

そもそも、肺血栓塞栓症の患者さんはどのような状態で病院へ来るでしょうか？　多くは呼吸苦や胸痛を主訴に来院されると思います。呼吸苦や胸痛で来院した患者に、どのような検査を行うべきでしょうか？

初めに肺血栓塞栓症を疑って即、造影 CT を撮影する、というのはちょっとナンセンスです。頻度や重症度を考慮して、まず評価すべきは心筋梗塞でしょう。つまり、行う検査は心電図です。このとき、SIQⅢTⅢという所見がみられたら、すぐに造影 CT をとろうと判断できます。ここまでは分かりやすいですね。

場合によっては、病歴から肺血栓塞栓症を疑って即、造影 CT をとるケースもあるでしょう。その結果、心電図に関係なく肺血栓塞栓症と診断できるかもしれません。

ただ、いずれにせよ、どこかのタイミングで心電図もとることになります。そのときに SIQⅢTⅢという所見を知らないと、

> 「この心電図、正常とは違うけど何なんだろう？」
> 「Ⅲ誘導で異常 Q 波や陰性 T 波があるから心筋梗塞も合併しているのかな？」

となってしまいます。

肺血栓塞栓症で SIQⅢTⅢという心電図所見が見られることを知っていれば、「心電図と CT の結果は矛盾しないぞ」と自信を持って肺血栓塞栓症と診断することができます。

以上が肺血栓塞栓症の心電図を学ぶ理由です。納得していただけましたか？

7.2 Brugada 症候群

第 2 章で心室細動の勉強をしました。心室細動はなぜ起こるのでしょうか？原因不明の心室細動もありますが、何らかの原因がある場合もあります。その中の 1 つが Brugada（ブルガダ）症候群です。

Brugada 症候群は普段は症状がないのですが、ある日突然（特に就寝中に）心室細動を起こします。

心電図

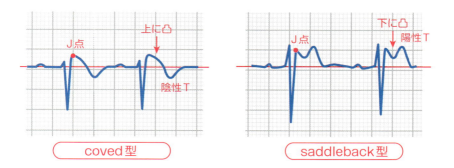

V_1～V_3 誘導のいずれかで J 点が 2 mm 以上、上昇しています。ST 部分が上に凸で陰性 T 波を伴うものを **coved 型**、ST 部分が下に凸で陽性 T 波であるものを **saddleback 型** と言います。

coved 型の方が心室細動による突然死が起こりやすいとされています。ただし、saddleback 型でも突然死は起こり得ます。また、coved 型と saddleback 型は相互に移行することがあります。

どう対応するの？

Brugada 症候群の人が心室細動を起こすこと、それ自体を防ぐ方法は今のところありません。心室細動になってしまった場合は、すぐに除細動を行うというのが治療になります。

しかし、いつ心室細動になるかは分かりませんし、なるときは就寝中が多いとされています。ですので、病院で除細動を行っていては救命できません。

そこで登場するのが、植込み型除細動器 Implantable Cardioverter Defibrillators、略して **ICD** です。右の写真のような小さな器械を体内に植え込みます。

では、どのような人に ICD を植え込むのでしょうか？。

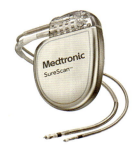

ICD の適応

前ページで示したような心電図変化が見られたとしても、全員が ICD 植込みの適応にはなりません。詳細はガイドラインや専門書で確認していただきたいのですが、一言で言うと、心電図変化が見られた人で、かつ失神などの症状がある人、もしくは家族歴のある人が ICD 植込みの適応になります。

逆に、心電図変化のみで症状や家族歴のない人は、基本的に ICD 植込みの適応にならないし、そもそも Brugada 症候群とは言いません。「Brugada 型心電図を有する人」となります。

第7章 丁寧に見る心電図

7.3 QT 延長症候群

QT 時間の正常値は 0.45 秒ですが、これが長くなってしまう場合があり、QT 延長症候群と言います。定義は簡単ですが、いくつか気を付ける点があります。

QT 時間とは？

QT 時間とは、Q 波の始まりから T 波の終わりまでを言います。

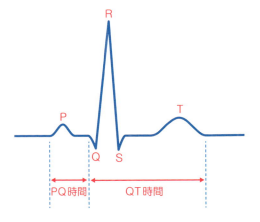

似たものに PQ 時間があります。こちらは P 波の始まりから Q 波の始まりまでの時間です。

ちょっと覚えにくいですね。この辺りが、心電図をややこしく感じる原因の 1 つでしょう。ただし、忘れてしまったとしても大丈夫です。QT 時間に異常があっても緊急性はないので、教科書で確認する余裕があります。必要なときにこのページを見ればいいだけです。

QTc とは？

QT 時間は、心拍数が多くなると短くなります（これは何となくイメージできると思います）。そのため、正常な心拍数のときは QT 延長が見られるのに、頻拍のときは QT 時間が正常となってしまうことがあります。これでは困ります。心拍数に応じた補正が必要です。それが **QTc** です（c は corrected の略）。

155

補正式は Bazett の式 $QTc = QT/\sqrt{RR}$ が一般的です。それ以外の計算式もあり、心電計が自動的に計算して表示してくれます。

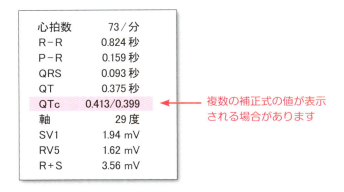

複数の補正式の値が表示される場合があります

QTc の正常値はいくつかありますが、**0.45** が覚えやすいです。

※ QT 時間や QTc の上限は、本によって若干異なります。本書では覚えやすさを重視し、どちらも 0.45 としました。

QT 延長を見た目で判断する方法

基本的に QT 延長の判断は自動解析を見ればいいのですが、器械も 100% 正確ではないですし、医師国試問題では QT 時間を表示してくれません。ですので、自動解析に頼らないで QT 時間延長の有無を判断することも必要です。

その方法とは **QT 時間が RR 間隔の半分かどうか** を見ることです。RR 間隔は「Q 波の始まりから次の Q 波の始まり」、「R 波の頂点と次の R 波の頂点」のどちらでも求まりますが、後者は QT 時間と開始点がずれてしまい分かりにくいので、前者をお勧めします。

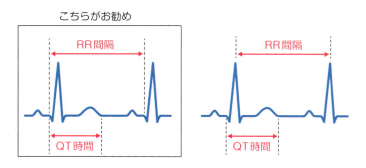

こちらがお勧め

見た目が微妙なときはどうする？

「RR 間隔の半分より短いような、長いような…」と判断に迷うことは多々あります。このようなときは、よほど変な波形でない限り、自動解析の数値を信頼するのが現実的です。

それでも自分できちんと確認したい場合は、デバイダーを使います。デバイダーはコンパスのような道具で、先端が両方とも針になっています。これを QT 時間の間隔に広げ、くるりと回せば、RR 間隔の 1/2 かどうかが分かります。

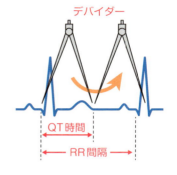

QT 延長の原因

QT 延長を見たら原因を考えましょう。医師国試ではよく先天異常が出題されますが、臨床で多いのは薬か電解質異常です。服薬歴や血液データを確認する必要があります。

- 薬（抗ヒスタミン薬、抗菌薬、抗ウイルス薬、H_2 ブロッカー）
- 電解質異常（低 K 血症、低 Mg 血症、低 Ca 血症）
- 徐脈
- 心筋梗塞
- クモ膜下出血

QT 延長の病的意義

そもそも QT 時間が延長すると何がいけないのでしょうか？ 単に「異常値だから」というのは理由になりません。

QT 延長は Torsades de pointes（TdP）という心室頻拍を引き起こし、TdP は心室細動に移行することがあります。だからダメなんです。次は、TdP について勉強していきましょう。

※ QT 延長があるということは QT 短縮もありますが、QT 短縮はあまり病的意義がないのでここでは触れません。まずは大事なところを学ぶのが本書のスタンスです。

第 7 章　丁寧に見る心電図

7.4 Torsades de pointes

　心室頻拍の特徴の 1 つに、QRS 波の高さが比較的一定ということがありました (19 ページ)。ところが、高さが変化する亜型があり、Torsades de pointes (TdP) と呼ばれています。発音は「トルサード・ドゥ・ポアント」です。

　フランス語で Torsades は「ねじれ」、de は「〜の」、pointes は pointe の複数形で「先」という意味です。つまり、「先のねじれ」ということです。
　「先」とは矢印で示した場所を言います。「先」のところで規則的にねじれが見られるのが特徴的です。

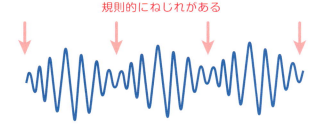

規則的にねじれがある

原因

　なぜこのようなねじれた形になるのでしょうか？　詳しいことは分かっていませんが、QT 延長（先天性、後天性どちらも）が原因と言われています。
　逆に、もともと QT 延長のある人がねじれを伴う心室頻拍を起こした時に TdP と診断します。原則として QT 延長がなければ TdP とは診断しません。

　※過去の心電図がない場合は QT 延長があるか分かりませんので、まずは普通の心室頻拍として扱います。

治療

　なぜわざわざ TdP という名前が付いているのでしょうか？　形が珍しいからということもありますが、治療が異なるからです。一般的な心室頻拍の治療に加え、マグネシウムの投与、ペーシングが選択肢に加わります。これらの治療は専門的であるため循環器科医にコンサルトするのが現実的です。

7.5 WPW 症候群

第 3 章で、発作性上室頻拍について勉強しました（63 ページ）。発作性上室頻拍の原因はいくつかありますが、その 1 つが WPW 症候群です。

副伝導路を通って命令がループする

正常な命令の伝達経路は、1 つしかありません。

> 洞結節 ➡ 心房 ➡ 房室結節 ➡ ヒス束 ➡ 左脚・右脚 ➡ プルキンエ線維 ➡ 心室

ところが、人によっては、心房と心室との間に別の経路が存在していることがあります。この経路を**副伝導路**と言い、疾患名を **WPW 症候群**と言います。

副伝導路を通る命令は、普段は、洞結節⇒副伝導路⇒心室というふうに、上から下に伝わります（図 A）。この場合、一部の心筋が早めに収縮してしまうという問題はありますが、頻拍を起こすことはありません。

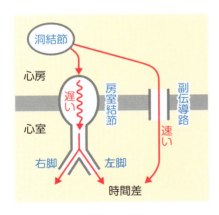
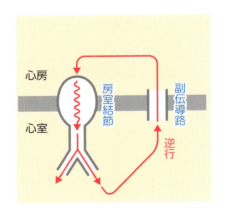

A：副伝導路を順行する　　B：副伝導路を逆行してループする

ところが、何かのきっかけで図 B のように、副伝導路を命令が逆方向に伝わることがあります。その結果、心室⇒副伝導路⇒心房⇒房室結節⇒心室と命令がループしてしまい、発作性上室頻拍が起こります。このループは一生続くわけではなく、何かのきっかけで自然と治まります。

デルタ波の意味を理解する

心電図ではQRS波の直前に、三角形の波形が見られます。これを<u>デルタ波</u>といい、WPW症候群に特徴的な所見です。デルタ（δ）はギリシャ語で三角という意味です。

デルタ波について考える前に、正常な心電図の復習をしましょう。

正常な命令は、洞結節から心房を経て、房室結節に伝わります。房室結節はすぐに心室に命令を伝えるのではなく、あえて速度を遅くして心室に命令を伝えるのでした。そのため、心房の収縮（P波）と心室の収縮（QRS波）との間には少し時間があきます。心電図で言うと、P波の終わりからQ波の始まりまでの平らな部分がそうです。

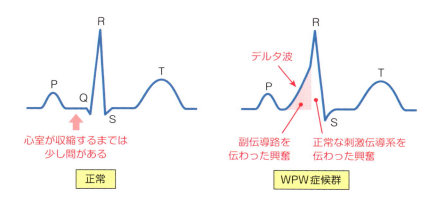

副伝導路は房室結節より伝達が速い

WPW症候群では、心房と心室の間に副伝導路が存在します。実はこの<u>副伝導路は、房室結節と比べて命令を伝える速度が速い</u>のが特徴です。ですので、正常より早めに心室が収縮します。

副伝導路を通った命令は、正常より早く一部の心筋に伝わります。その後は心筋づたいに周りの心室に命令が伝わります（右図のピンクの部分）。ただ、心筋はそもそも収縮するのが本来の仕事であり、命令を伝える速度は速くありません。

一方、ヒス束以降の刺激伝導系は、一瞬で心室の隅々まで命令を送り、心室が収縮します（右図の青の部分）。

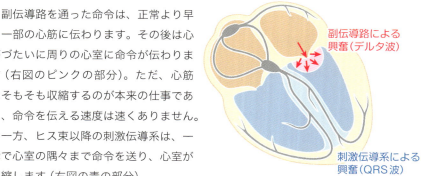

以上をまとめると、WPW症候群では一部の心筋は副伝導路経由の命令で早めに収縮します。この収縮は心室のごく一部ですので、小さな波形（デルタ波）になります。
　その後、正常な刺激伝導系の命令が他の心筋に一瞬で伝わります。この収縮は左室の大部分ですので、正常とほぼ同じ波形（R波、S波）になります。これらの波形をあわせると、WPW症候群の心電図になります。

治療

　WPW症候群は国試でもよく出題されるので、何となく**β遮断薬とCa拮抗薬が禁忌**と思っている人は多いでしょう。でも、それは正確ではありません。

　WPW症候群は発作性上室頻拍と心房細動の2つを引き起こします（発作性上室頻拍を起こす機序は159ページで説明した通りです。心房細動を起こす機序は詳しくは分かっていません）。β遮断薬とCa拮抗薬が禁忌なのは心房細動の方です。

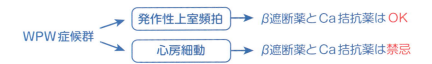

　WPW症候群が原因の発作性上室頻拍にβ遮断薬とCa拮抗薬を使うのはOKですし、WPW症候群が原因でない心房細動にβ遮断薬とCa拮抗薬を使うのも大丈夫です。

　WPW症候群が原因の心房細動の治療はどうするかというと、不整脈薬物治療に関するガイドライン（2009年改訂版）では、状態が不安定な場合は電気的除細動、安定している場合は抗不整脈薬の使用が勧められています。

この心房細動はWPW症候群か？

　WPW症候群が原因の心房細動と、WPW症候群が原因でない心房細動の治療の違いは分かりました。では心房細動の心電図を見たときに、WPW症候群が原因かどうかは、どうやって判断すればよいのでしょうか？
　過去の心電図を見て、デルタ波があればWPW症候群が原因と判断できます。でも、過去の心電図が無い場合は、どうすればよいでしょうか？

QRS幅が広く、リズムが不規則な頻拍（偽性心室頻拍）

　WPW症候群で心房細動が起こった場合、房室結節は多くの命令を伝えることができないので、副伝導路がメインの経路となります。つまり多くの命令は、心房⇒副伝導路⇒心室という経路で伝わります（発作性上室頻拍とは逆で、上から下に命令が伝わります）。

　心室に伝わった命令は、心筋を通って心室の他の部位へと伝わります。先ほど説明したように、心室は命令を伝えるのが遅いです。すべての心筋に命令が伝わるまで、いつも以上に時間がかかります。そのため、心室の収縮を表す **QRS波は幅が広く**なります。

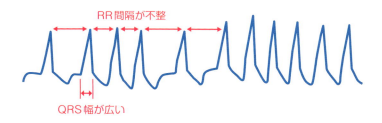

　一見すると心室頻拍のようにも見えるので、**偽性心室頻拍（pseudo VT）**と呼ばれることがあります。

　しかし、心室頻拍は基本的にリズムが一定です。一方、心房細動は命令が不規則に出ています。それが心室に伝わるので、QRS波が不規則に見られます（RR間隔が不整）。

　QRS幅が広く、リズムが不規則な頻拍を見たら、WPW症候群による心房細動の可能性が高くなります。

WPW症候群では必ず頻脈になるの？

WPW症候群では発作性上室頻拍や心房細動を引き起こすと述べました。これらの頻脈は必ず起こるのでしょうか？　実はそうではありません。発作性上室頻拍は4人に1人、心房細動はそれより少ないとされています。

第7章 丁寧に見る心電図

7.6 洞調律

心電図が正常であることを説明するときに、「この心電図は洞調律です」というセリフをよく聞きます。洞調律とは、洞結節から命令が出ていることを言います。定義は簡単ですね。

では、洞調律かどうかは、どうやって判断すればよいのでしょうか？ 学生に質問してみるのですが、きちんと答えられる人はなかなかいません。

電気の向きを考えてみよう

洞結節から出た命令は房室結節に伝わります。このとき、大まかな電気の向き（ベクトル）は左下になります。

電極は、電気の流れが自分に向かってくるときはP波とQRS波が上向きの波形になり、電気の流れが自分から離れていくときはP波とQRS波が下向きの波形になるように設定されています。

体の左にあるV_4〜V_6誘導では自分の方に電気が向かってくるので、P波が上向きになります。

体の下にあるaVF誘導でも自分の方に電気が向かってくるので、P波が上向きになります。

Ⅰ誘導は左方向、Ⅱ誘導は左下方向の電気の流れを見ているのでした（123ページ）。したがって、これらの誘導でもP波が上向きになります。

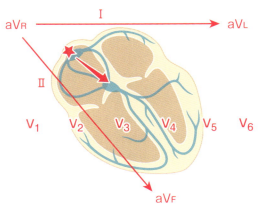

逆に、右にあるaVR誘導では、電気の流れが離れていくので、P波が下向きになります。

まとめると、洞調律の診断基準は次のようになります。

- Ⅰ、Ⅱ、aVF誘導およびV_4〜V_6誘導でP波が陽性
- aVR誘導でP波が陰性

洞調律の心電図が分かるようになると、洞調律以外にどのようなものがあるのか、気になりませんか？　代表的なものを2つ紹介します。

冠静脈洞調律

心臓には**冠静脈洞**と呼ばれる部分があります。冠静脈の血液が集まり右房に流入するところです。

この冠静脈洞付近から規則的な命令が出ることがあり、冠静脈洞調律と呼ばれます。冠静脈洞から出た命令は、心房を上方に向かいます。したがって、下向きの電気の流れをみるⅡ、Ⅲ、aVF誘導でP波が陰性となります。

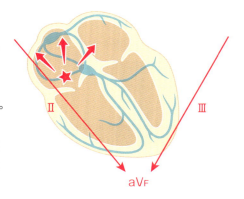

- 診断基準：Ⅱ、Ⅲ、aVF誘導でP波が陰性

左房調律

洞結節の代わりに、左房から命令が出ることがあり、左房調律と呼ばれます。左房から出た命令は、右の方に向かいます。

したがって、体の左にあるV_6誘導では電気は遠ざかるためP波が陰性になります。また、左向きの電気の流れを見るⅠ誘導でもP波が陰性となります。

逆に、体の右にあるV_1誘導では電気は近づくためP波は陽性となります。

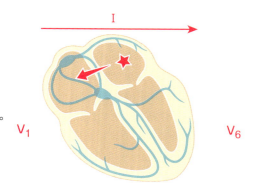

- 診断基準：V_6、Ⅰ誘導でP波が陰性。V_1誘導でP波が陽性。

P波が見られる場合、基本的に洞調律、冠静脈洞調律、左房調律のどれかになります。正確には前述の診断基準を用いますが、Ⅰ誘導とⅡ誘導だけである程度判断できます。

洞調律	Ⅰ誘導で陽性、Ⅱ誘導で陽性
冠静脈洞調律	Ⅱ誘導で陰性
左房調律	Ⅰ誘導で陰性

なお、冠静脈洞調律も左房調律も病的意義はないとされています。

第7章　丁寧に見る心電図

7.7 たこつぼ心筋症

　第6章で心筋梗塞について勉強しました。胸痛とともに、（急性期は）ST上昇が見られるのでした。

　実は、心筋梗塞とよく似た経過をたどる病気があります。それが、**たこつぼ心筋症**です。こちらも胸痛がありSTが上昇する病気です。

　しかし、原因が異なります。心筋梗塞は冠動脈の閉塞が原因ですが、たこつぼ心筋症は冠動脈の閉塞はありません。完全に原因は分かっていませんが、強いストレスが原因の1つとされています。

心筋梗塞との見分け方

　はっきりこれで区別できるというものはありませんが、以下の場合に、たこつぼ心筋症の可能性が高いとされています。

- 広範囲な誘導でST上昇が見られる
- V_1でST上昇が見られない
- V_1で陰性T波が見られない
- aV_RでST低下
- aV_Rで陽性T波

　ただし、心電図だけで区別するのは危険です。心筋梗塞をきちんと除外するためには、冠動脈造影も検討すべきでしょう。基本的に循環器科にコンサルトするのが現実的だと思います。

7.8 心膜炎・心筋炎

胸痛があり ST が上昇する病気として、心膜炎、心筋炎も鑑別に挙がります。特に心筋梗塞との見分け方に注目して勉強していきましょう。

心膜炎

心膜炎は、心臓の外膜に炎症が起こる病気で、炎症は外膜の全体に広がっています。

心筋梗塞もそうですが、外膜に障害があるとSTは上昇します。したがって、心膜炎では広範囲な ST 上昇が見られます。心膜炎での ST 上昇は下に凸です。また、PR 部分（P 波と QRS 波の間の平らな部分）の低下が見られることがあります（aVRでは上昇しています）。

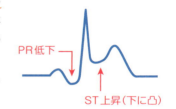

他にも細かい診断基準がありますが、とりあえずここまでにしておきましょう。

皆さんがすべきは心電図だけで心膜炎を診断することではありません。病歴、血液検査など使えるものはすべて使うことが大切です。心膜炎の特徴として、

- CK（CK-MB）、トロポニンの上昇がない
- 胸痛部位を指さすことができる
- 吸気時に増悪する

などがありますので、総合的に判断するようにしてください。

心筋炎

心筋炎は心筋が炎症を起こす病気ですが、炎症が心外膜まで達するとSTが上昇します。ST 上昇は広範囲に及ぶこともありますが、一部にとどまることもあり、心筋梗塞との区別は難しいです。

さらに、心筋炎ではCK（CK-MB）、トロポニンも陽性となりますので、心筋梗塞との区別はより難しくなります。最終的には冠動脈造影も含め、総合的に判断します。循環器科にコンサルトするのが現実的だと思います。

第7章 丁寧に見る心電図

7.9 早期再分極症候群

「早期再分極」とは？

心室は脱分極後、一定の時間を経て再分極します。

ところが、人によっては再分極までの時間が短いことがあります。言い方を変えると、普通の人より早いタイミングで再分極が起こります。これを早期再分極症候群と言います。

早期再分極症候群は病気ではなく、<u>正常亜型</u>と言われています（最近は異論もあるようですが、とりあえずここでは正常としておきます）。治療の必要はありません。

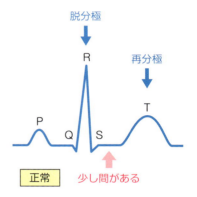

では、病気ではない心電図をなぜわざわざ勉強するのでしょうか？

それは、<u>早期再分極症候群ではSTが上昇する</u>からです。STが上昇する病気の代表といえば心筋梗塞です。心筋梗塞と早期再分極症候群では対応が全く違うので、区別しなければいけません。そのために学ぶ必要があるのです。

早期再分極症候群でSTが上昇する理由

そもそも、なぜ早期再分極症候群でSTが上昇するのでしょうか？

正常では心室の脱分極（QRS波）と再分極（T波）との間に一定の時間があるので、QRS波は等電位線まで下がります。

一方、早期再分極症候群では早いタイミングで再分極が始まります。一説によれば、QRS波の終わり頃に再分極が始まるそうです。そのため、QRS波が等電位線まで下がりきる前にT波へつながります。

その結果、<u>J点が等電位線より上に位置</u>し、ST上昇となります。

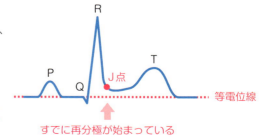

168

心筋梗塞との見分け方

STが上昇する理由が分かったところで、心筋梗塞との見分け方を考えてみましょう。

❶ 症状

当然ですが、早期再分極症候群は無症状で、心筋梗塞は胸痛があるのが普通です。

❷ ST上昇の見られる誘導

まずは、どの誘導でST上昇が見られるか確認しましょう。心筋梗塞は基本的に「V_1～V_4」とか「Ⅱ、Ⅲ、aVF」といった、あるまとまった誘導で起こります。

一方、早期再分極症候群は心室全体で起こりますので、多くの誘導でST上昇が見られます。より正確には、下壁誘導（Ⅱ、Ⅲ、aVF）と側壁誘導（Ⅰ、aVL、V_4～V_6）の中の、2誘導以上で1mm以上のJ点の上昇が見られます。

❸ ノッチまたはスラー

早期再分極症候群では、QRSとSTの接合部（J点）に**ノッチ**と呼ばれる小さな波形か、**スラー**と呼ばれるなだらかな曲線が見られるのが特徴です。特にV_4付近で見られやすいです。

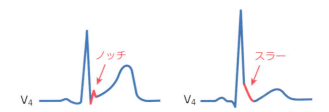

以上、心電図所見での心筋梗塞との見分け方について説明しました。

もちろん、必要に応じて血液検査や心エコーも行い、総合的に判断するようにしてください。当然ですが、早期再分極症候群は血液検査も心エコーも異常はありません。

第 7 章　丁寧に見る心電図
7.10 ジギタリス効果

　心電図に影響を与える薬剤はいくつかありますが、その中でも特に目立つ所見を呈するものがジギタリスです。狭心症でないにもかかわらず、ST 低下が見られます。

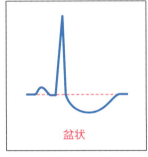

ジギタリスによるST低下

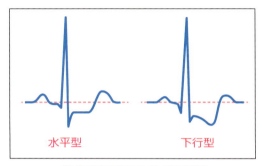

狭心症で見られるST低下

　ジギタリスによる ST 低下は**盆状 ST 低下**という特徴的な形になります。なぜこのような形になるかは気にしなくてよいです。特に症状がないのに ST 低下が見られる場合、ジギタリスを内服していないか確認しましょう。

7.11 脚ブロックの病態

脚ブロックでまず学んでほしいのは、心電図よりも概念、病態です。概念、病態を理解するために、脚の解剖の復習をしましょう。

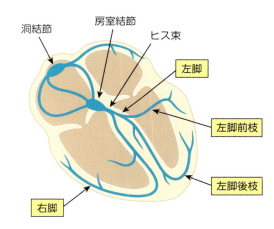

ヒス束は**右脚**と**左脚**に分かれ、左脚はすぐに**左脚前枝**と**左脚後枝**とに分かれます。右脚は右室に、左脚前枝と左脚後枝は左室に命令を伝えます。

冠動脈と同じで、左室は右室より筋肉量が多いので、二手に分かれて命令を伝えるのです。

脚ブロックとは？

何かのきっかけで、脚のどこかで命令の伝わりが悪くなることがあります。**特発性**、**心筋梗塞**、**心不全**、**サルコイドーシス**など原因は様々です。

右脚で命令が伝わらなくなったら右脚ブロック、左脚で命令が伝わらなくなったら左脚ブロック、左脚前枝で命令が伝わらなくなったら左脚前枝ブロック、左脚後枝で命令が伝わらなくなったら左脚後枝ブロックと言います。

ブロックが起こる場所によって病態、重症度が大きく異なりますので、それぞれのブロックについて考えていきましょう。

右脚ブロック

刺激伝導系は長ければ長いほど、確率的にブロックが起きやすくなります。右脚は長いのでブロックが起こりやすいです。

ただ、ブロックが起こっても、右室には左室からの命令が伝わります。右室は収縮し、肺に血液を送ることができます。

したがって、あまり病的意義はありません。

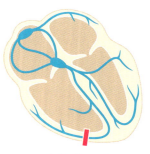

右脚ブロック

左脚ブロック

左脚はすぐに前枝、後枝に分かれますが、**分かれる前**で命令が伝わらなくなったものが左脚ブロックです。

左室には右室からの命令が伝わり、収縮することができます。そのため問題がないように思えますが、左脚ブロックは放置してはいけません。

図を見ていただければ分かりますが、枝分かれする前の左脚は短いので、ブロックが起こる可能性は低いです。ブロックが起きた場合、たまたま起きたとは考えにくく、以下のような重篤な病気が原因である可能性があります。

- 虚血性心疾患
- 弁膜症
- 心筋炎
- 心筋症

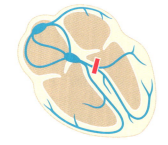

左脚ブロック

左脚ブロックを見たら、これらの病気がないか確認する必要があります。

左脚前枝ブロック

左脚が枝分かれしたあとの前枝で命令が伝わらなくなった状態です。後枝は正常ですので、きちんと左室に命令が伝わります。

左脚前枝は左脚と異なり経路が長いです。経路が長いということは、重篤な病気以外にもブロックが起こり得ます。したがって、左脚前枝ブロックそのものにあまり病的意義はありません。

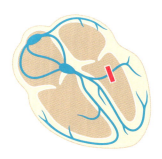

左脚前枝ブロック

左脚後枝ブロック

左脚後枝ブロックも左脚前枝ブロック同様、きちんと左室に命令が伝わっています。あまり病的意義はありません。

左脚前枝ブロックと左脚後枝ブロックは、まとめて**分枝ブロック**とか**ヘミブロック**と呼ばれます。

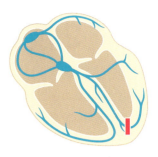

左脚後枝ブロック

ここまでのまとめ

ここまでをまとめると、右脚、左脚前枝、左脚後枝のどれか1本でブロックが起きても、残り2本（右脚、左脚前枝、左脚後枝をそれぞれ1本と数える）があるので、病的意義はあまりありません。

しかし、左脚ブロック（左脚が枝分かれする前の幹の部分でブロックが起こっている）では、心筋梗塞などの重篤な病気の可能性があります。

- 左脚ブロックは重篤な病気の可能性を考える
- 右脚、左脚前枝、左脚後枝それぞれ単独のブロックは心配ない

7.12 2枝ブロック

前節では、脚のどこか1ヵ所でブロックが起こった場合について述べました。しかし、ブロックは1ヵ所だけで起こるとは限りません。2ヵ所で同時に起こる場合もあります。それを2枝ブロックと言います。組み合わせとしては次の2通りが考えられます。

- 右脚ブロック ＋ 左脚前枝ブロック
- 右脚ブロック ＋ 左脚後枝ブロック

※左脚前枝ブロック＋左脚後枝ブロックの組み合わせも考えられますが、左脚ブロックと見分けがつかないので、左脚ブロックとして扱います。

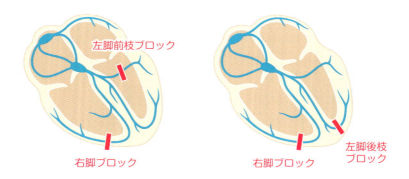

症状のある2枝ブロックは要注意！

右脚、左脚前枝、左脚後枝のどれか1本でブロックが起きても、残り2本があるので病的意義はあまりないのでした。しかし、2枝にブロックが起きると、正常な経路は残り1本しかなく、良い状態とは言えません。

症状のある2枝ブロックは特に注意が必要です。めまいや失神などの症状があった場合は、残る1本もブロックが起きていた可能性があります。つまり3枝ブロックです。3枝ブロックについては次のページで説明します。

第7章 丁寧に見る心電図
7.13 3枝ブロック

「3枝ブロック」と聞くと、右脚、左脚前枝、左脚後枝のすべての枝で命令が伝わらなくなった状態をイメージするかもしれませんが、そうではありません。

2枝ブロックにPQ時間延長が見られたものを、3枝ブロックと言うのです。

> 3枝ブロック＝2枝ブロック＋PQ時間延長

この定義はとても重要です。

PQ時間が延長する理由

PQ時間はなぜ延長するのでしょうか？ 刺激伝導系の経路図を見ながら、PQ時間延長について考えてみましょう。

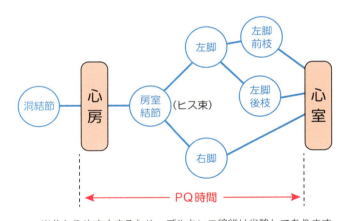

※分かりやすくするため、プルキンエ線維は省略してあります。

PQ時間とは、命令が心房に伝わったときから、命令が心室へ伝わる直前までの時間です。PQ時間が延長するということは、この経路のどこかで命令の伝達が遅くなるということです。一般的には房室結節かヒス束が原因です。これを第1度房室ブロックと言うのでした（98ページ）。

2枝ブロックに加え、残る1枝で伝達が遅くなる

脚は3本の枝のうち2本で命令の伝わりが遅くなっても、残る1本が正常なら、心室にいつも通りの速度で命令が伝わります。PQ時間延長は起こりません。

もし3本すべてで命令の伝わりが遅くなったら、PQ時間は延長するでしょう。しかし、3本すべてで命令の伝わりが遅くなる状態は考えにくいです。

実際に起こりえるのは、2本が完全にブロックされた（命令の伝わりが遅いのではなく伝わらない）状態で、残る1本の命令の伝わりが遅くなってしまうことです。これが3枝ブロックです。

つまり、3枝ブロックとは、[2枝ブロック＋残る1本の命令の伝わりが遅くなった状態]といえます。[2枝ブロック＋PQ時間延長]と表現することもできます。具体的には次の2通りが考えられます。

- 右脚ブロック＋左脚前枝ブロック＋左脚後枝の伝わりが遅い（多い）
- 右脚ブロック＋左脚後枝ブロック＋左脚前枝の伝わりが遅い（少ない）

※[左脚前枝ブロック＋左脚後枝ブロック＋右脚の伝わりが遅い]というパターンも考えられますが、右脚は最も傷害されやすいので、実際にはあまり見られません。

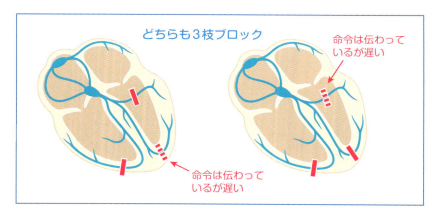

ちなみに、3本の脚すべてがブロックされた場合、心房の命令が一切心室に伝わりません。この場合は、3枝ブロックではなく、**第3度房室ブロック**（完全房室ブロック）となります（41ページ）。

大事なので繰り返しますが、3枝ブロックは命令の伝わりが遅いながらも、心房の命令は毎回心室に伝わっています。

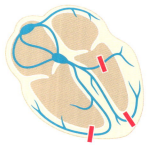

第3度房室ブロック
（3枝ブロックではない）

7.14 脚ブロックの心電図

右脚ブロックの心電図

右脚ブロックでは左室の命令が心筋経由で右室に伝わります。心筋は命令を伝えるのが遅いです。そのため、すべての心筋が収縮し終えるまで時間がかかり、QRS幅は広くなります。具体的には小さな四角3個以上です。

※ QRS幅が小さな四角2.5個以上3個未満の場合もあり、これを不完全右脚ブロックと言います。3個以上は完全右脚ブロックとなります。

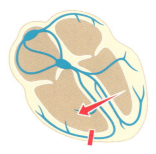

右脚ブロック

またV_1誘導とV_6誘導で特徴的な波形になります。V_1誘導では**R′波**が見られ、その高さはR＜R′でM字型になります。二次性ST-T変化により、V_1誘導のT波は陰性となります。V_6誘導では**スラー**と呼ばれる幅の広いS波が見られます。V_1、V_6のどちらの所見も見られたら右脚ブロックです。

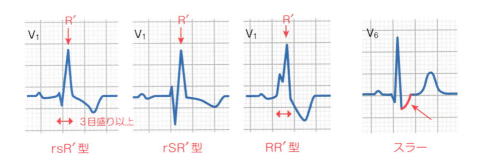

rsR′型　　rSR′型　　RR′型　　スラー

※二次性ST-T変化はメインの変化ではなく、QRS波の変化に伴ってST部分やT波に変化が見られるものです。機序についてはあまり深く考えなくて大丈夫です。

- QRS幅が3目盛り以上 ･･･････････････ 完全右脚ブロック
- QRS幅が2.5目盛り以上3目盛り未満 ･･･ 不完全右脚ブロック
- V_1誘導でR＜R′
- V_6誘導でスラー

左脚ブロックの心電図

左脚ブロックも右脚ブロック同様、QRS幅が広く（3目盛り以上）になります。

※ QRS幅が小さい四角2.5個以上3個未満の場合を不完全左脚ブロック、3個以上を完全左脚ブロックと言います。

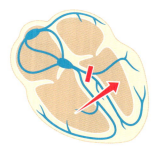

左脚ブロック

V_1誘導では**深いS波**が特徴で、QS型もしくはrS型となり、V_6誘導ではRR'型もしくは大きなR波となります。二次性ST-T変化として、V_6誘導でST低下、陰性T波が見られます。

V_1、V_6のどちらの所見も見られたら左脚ブロックです。

V_6誘導でのST低下のミラーイメージとして、V_1誘導でST上昇が見られることがあります。

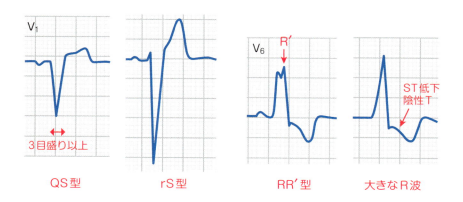

- QRS幅が3目盛り以上 ・・・・・・・・・・・・・・・ 完全左脚ブロック
- QRS幅が2.5目盛り以上3目盛り未満 ・・・ 不完全左脚ブロック
- V_1誘導で深いS波（QS型もしくはrS型）
- V_6誘導でRR'型もしくは大きなR波
- V_6誘導でST低下、陰性T波

左脚前枝ブロックと後枝ブロックの心電図

※分枝ブロックの診断基準は、ちょっと細かいです。病的意義もそこまで大きくはないので、ここでは簡単に紹介するにとどめます。

分枝ブロックの心電図を理解する上で大事なことは、脚の位置をイメージすることです。左脚前枝は前、左脚後枝は後ろにありますが、より詳しく説明すると、左脚前枝は**前の左上**に位置し、左脚後枝は**後ろの右下**に位置します。

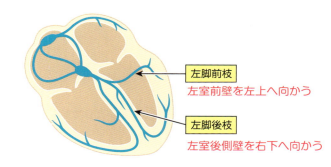

左脚前枝
左室前壁を左上へ向かう

左脚後枝
左室後側壁を右下へ向かう

以上をふまえて、左脚前枝と左脚後枝でブロックが起きたらどうなりそうか、考えてみましょう。

左脚前枝ブロック

左脚前枝でブロックが起きた場合、後枝の命令が心筋経由で前枝領域に伝わります。つまり、左上の方向に命令が伝わります。

その結果、電気の流れる向きは左上になり、電気軸は**左軸偏位**（−30度以下）となります。

※電気軸については第8章で説明します。

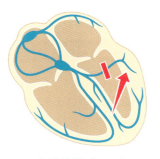

左脚前枝ブロック

なお、心筋経由で命令が伝わるので、心室全体に命令が伝わるまで時間がかかり、QRS幅は広くなります。

ただ、心筋経由で命令が伝わるのは前枝領域のみなので、左脚ブロックよりは時間がかかりません。QRS幅は、小さな四角2.5～3個くらいです。

左脚後枝ブロック

左脚後枝でブロックが起きた場合、左脚前枝の命令が後枝領域に伝わります。つまり、右下の方向に命令が伝わります。

その結果、電気の流れる向きは右下になり、電気軸は**右軸偏位**（110度以上）となります。

心筋経由で命令が伝わるので、左脚前枝ブロック同様、QRS 幅は広くなります。具体的には小さな四角 2.5〜3 個くらいです。

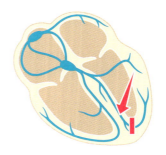

左脚後枝ブロック

2 枝ブロックの心電図

診断は簡単です。それぞれの診断基準を足せばいいだけです。

- 右脚ブロック ＋ 左脚前枝ブロック
  ＝ 右脚ブロック ＋ 左軸偏位（−30 度以下）

- 右脚ブロック ＋ 左脚後枝ブロック
  ＝ 右脚ブロック ＋ 右軸偏位（110 度以上）

※ 2 枝ブロックでは心筋経由で命令が伝わる領域が大きくなるので、QRS 幅は小さな四角 3 個以上になります。

3 枝ブロックの心電図

前述したように、3 枝ブロックは［2 枝ブロック＋ PQ 時間延長］となります。診断は、2 枝ブロックの診断基準に PQ 時間延長を加えます。

- 右脚ブロック＋左脚前枝ブロック＋左脚後枝の伝わりが遅い
  ＝ 右脚ブロック ＋ 左軸偏位（−30 度以下）＋ PQ 時間延長（5 目盛り以上）

- 右脚ブロック＋左脚後枝ブロック＋左脚前枝の伝わりが遅い
  ＝ 右脚ブロック ＋ 右軸偏位（110 度以上）＋ PQ 時間延長（5 目盛り以上）

※ 2 枝ブロックと同様の理由で、QRS 幅は小さな四角 3 個以上になります。

以上で脚（分枝）ブロックの説明は終わりです。パターンの数が多いので説明が長くなりましたが、本質的な部分はそれほど難しくはありません。覚えるべきこと（脚ブロックの病態）と、覚えなくてよいこと（細かい波形の特徴）を切り分けて理解しましょう。

> **もっと理解を深めたい人へ**
>
> 脚ブロックの診断は比較的簡単で、波形の成り立ちを知っていなくても診断できます。そこで、この本では、波形についての細かい説明は思い切って省きました。ただ、脚ブロックの波形をよく理解すると、他の心電図の理解が深まるメリットがあります。理解を深めたい方は、筆者のブログ（ishikokkashiken.com）をご覧ください。

第7章 丁寧に見る心電図

7.15 電解質異常

電解質異常では心電図に異常が見られることがあります。機序についてはあまり深く考えなくても大丈夫です。

高K血症

電解質異常の中で、高K血症が最も致死的です。なぜ高K血症は危険なのでしょうか？　それは**完全房室ブロック**や**心室細動**を引き起こすからです。

これらの致死的な不整脈が起こる前に心電図変化が見られるので、高K血症を疑って迅速に対応することが大切です。

高K血症では、次の心電図変化が見られます。

- T波増高（テント状T波）
- P波消失
- QRS幅増大
- 徐脈

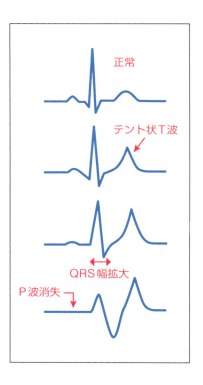

上記の心電図変化の後、完全房室ブロックや心室細動が起こるとされています。

ちなみに、Kが 6.5 mEq/L だとして、心電図変化のある場合と心電図変化のない場合とでは、前者の方が緊急性が高いとされています。

まず行うのはグルコン酸カルシウム（カルチコール）の静注ですので、併せて覚えておきましょう。

低 K 血症

低 K 血症では、次の心電図変化が見られます。

- ST 低下
- U 波増高

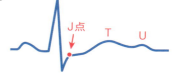

U 波は T 波の後に見られる上向きの波です。

血清 K 値がさらに低下すると、心室頻拍、心室細動へ移行することがあります。治療は点滴や経口による K の補充です（絶対に K をワンショットすることのないようにしてください）。

高 Ca 血症

高 Ca 血症では QT 短縮が起こることがあります。

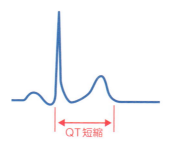

低 Ca 血症

低 Ca 血症では QT 延長が起こることがあります。

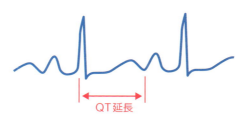

第8章
複数の疾患を考える心電図

前の章までは、心電図所見と疾患が1対1で対応しているものがほとんどでした。例えば、

- RR 間隔が不整 ……………… 心房細動
- Ⅱ、Ⅲ、aVF で ST 上昇……… 下壁梗塞

といった感じです。

この章では、1つの心電図所見から複数の疾患を鑑別する必要がある場合について学びます。

- ☐ 軸偏位
- ☐ 回転異常
- ☐ 低電位差
- ☐ 高電位差
- ☐ 左室肥大
- ☐ 右室肥大
- ☐ 左房拡大
- ☐ 右房拡大

ちょっと大変そうですが、これで基本的な勉強は終わりになりますので、最後まで一緒に勉強していきましょう。

第8章 複数の疾患を考える心電図

8.1 軸偏位

軸偏位を学ぶ意味

　これからしばらくは、QRS波に注目して勉強していきます。まずは軸偏位からです。軸偏位を考える目的は、主に以下の病気を鑑別に挙げることです。

右軸偏位	左軸偏位
● 左脚後枝ブロック ● 完全右脚ブロック ● 側壁梗塞 ● 右室肥大 ● 肺血栓塞栓症 ● 心房・心室中隔欠損 ● 右胸心 ● COPD ● 小児、やせ型の成人（立位心）	● 左脚前枝ブロック ● 完全左脚ブロック ● 下壁梗塞 ● 左室肥大

「こんなにたくさん覚えられないよ…」と思うでしょう。

覚える必要はありません！！

　上のような鑑別表は覚えるためにあるのではなく、「見る」ためにあるのです。毎回本で確認してもいいですし、コピーするのもいいでしょう。スマホやタブレットに保存しておくのもよいです。
　この章では鑑別表がいくつか出てきますが、無理に覚えないでください。その分、どんどん先を読み進めてください。

電気軸とは

さて、個々の心筋では様々な向きに電気が流れていますが、心室全体を見れば左下の方向に電気が流れています。

この大きな電気の向きを**電気軸**と言います。

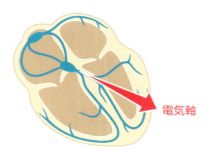

軸偏位とは

正常な心室では、電気軸は左下を向いているのでした。

この向きがずれていることを**軸偏位**と言います。では、どの程度ずれていたら異常なのでしょうか？

真左や真下までは正常範囲です。
それを過ぎて、左上や右下まで行ってしまうと異常です。
左上になったものを**左軸偏位**、右下になったものを**右軸偏位**と言います。

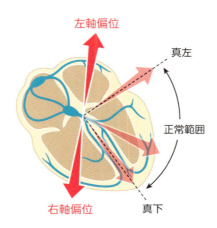

ここまで分かると、じゃあ、その電気の向き（電気軸）はどうやって知るんだ？ということが気になりませんか。次のページで説明します。

第8章 複数の疾患を考える心電図

8.2 電気軸の求め方

自動解析を見る

　一番簡単な方法は自動解析を見ることです。12誘導心電図をとると自動解析がついてきます。この例では「QRS軸65度」と書いてあります。QRS軸がいわゆる電気軸になります。

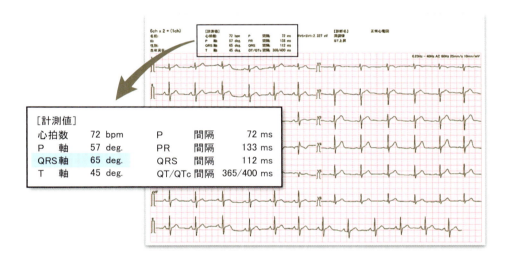

　「65度」って正常なのでしょうか？　前ページの図で、どのあたりに位置するのか、確認してみましょう。

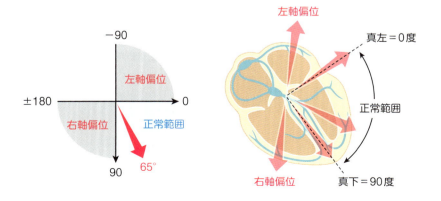

188

心電図の世界では**左が0度、下が90度、上が－90度、右が±180度**になります。

65度は「正常軸」です。「軸偏位なし」とも表現します。-90度～0度が左軸偏位、90度～180度が右軸偏位になります。

自分でベクトルを求める方法

自動解析は100％正確ではないので、自分で求める方法も紹介します。

電気軸はベクトルのようなものと考えてください。数学で勉強したと思いますが、ベクトルはxy座標で表されます。ただ、一般的な座標と異なるのは、y軸が下向きになることです。

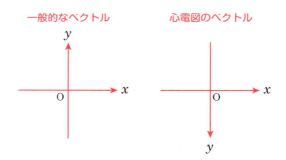

ここで、x軸は真左に向かう軸です。心電図で真左と言えば**I誘導**でした。y軸は真下に向かう軸です。心電図で真下と言えば**aV_F誘導**でした。そこで、x軸をI誘導、y軸をaV_F誘導に置き換えます。

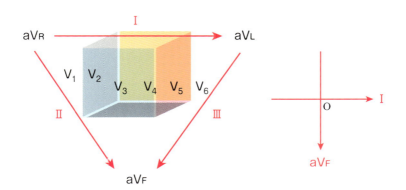

ベクトルはxとyの値 (x, y) が決まれば求まります。心電図でxとyの値は次のようになります。

> $x = $（Ⅰ誘導の）R波の高さ－Q波の深さ－S波の深さ
> $y = $（aV_F 誘導の）R波の高さ－Q波の深さ－S波の深さ

以上が電気軸の求め方の中心的な部分です。

何となく分かったような分からないような感じがするかと思いますが、ここを完璧に理解しようとするとかなり大変で、その割には臨床上あまり得るものがありません。細かい理論よりは実践の方が大事ですので、実際の心電図で練習してみましょう。

練習問題1

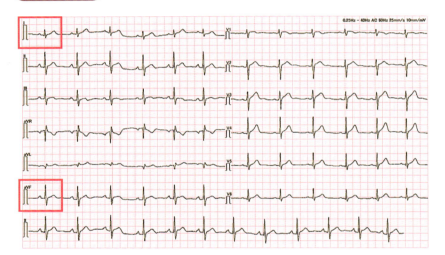

12誘導のうち、見るべきはⅠ誘導とaV_F 誘導のみです。拡大したものがこちらです。

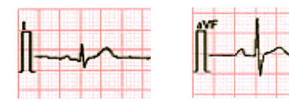

それぞれ、Q波の深さ、R波の高さ、S波の深さがいくつになるか数えてください。高さの単位は、小さい四角の個数でもいいですし、mVでもmmでも構

いません。ここでは小さい四角の個数で数えます。

	Q波の深さ	R波の高さ	S波の深さ
Ⅰ誘導	0	5	3
aV$_F$誘導	0	9	6

次に、[R波の高さ − Q波の深さ − S波の深さ]がいくらになるか計算してください。

Ⅰ誘導　　：5 − 0 − 3 ＝ 2
aV$_F$誘導：9 − 0 − 6 ＝ 3

この数字を座標にプロットし、ベクトルを求めます。x（Ⅰ誘導）軸とベクトルのなす角度が電気軸になります。

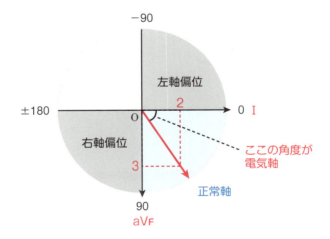

「で、結局何度なんだ？」と気になるところですが、具体的な数値は分かりません。だいたい60度くらいでしょうか？

「具体的な数値が分からなくていいの？」と思われるかもしれませんが、いいのです。55度だろうが60度だろうが65度だろうが関係ありません。0度から90度の範囲にあることが重要です。ここにさえ入っていれば、正常軸（軸偏位なし）です。

練習問題2

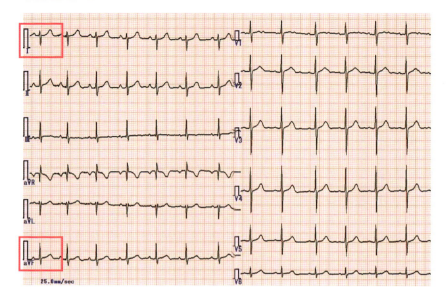

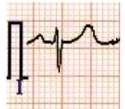
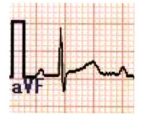

	Q波の深さ	R波の高さ	S波の深さ
Ⅰ誘導	0	3	5
aV_F誘導	0	8	3

Ⅰ誘導　　: 3 − 0 − 5 = −2
aV_F誘導 : 8 − 0 − 3 = 5

練習問題1と同様に求めると、
右軸偏位と分かります。

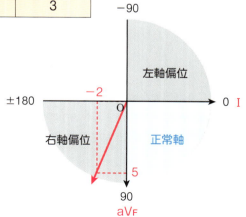

練習問題3

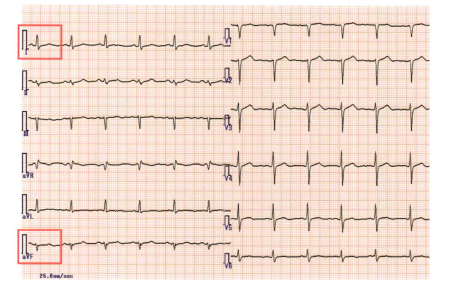

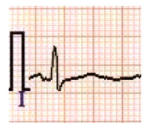
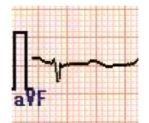

	Q 波の深さ	R 波の高さ	S 波の深さ
I 誘導	0	6	2
aVF 誘導	0	1	4

I 誘導　　：6 − 0 − 2 = 4
aVF 誘導：1 − 0 − 4 = −3

同様に求めると、
左軸偏位と分かります。

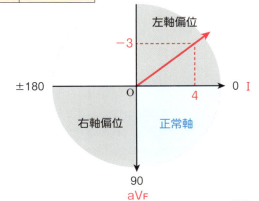

なお、−180度〜−90度はExtreme Axis Deviationと呼ばれます。頻度は少ないですが、見られることがあります。詳細についてはあまり気にしなくてよいでしょう。

最後に繰り返しになりますが、大事なのは具体的に何度かということではなく、正常軸（軸偏位なし）、右軸偏位、左軸偏位のどれに当てはまるかということです。
そして、それぞれどのような病気が鑑別に挙がるか（鑑別表を見ながらでいいので）考えることです。

本によって正常値が異なる

ここでは0度〜90度を正常軸としていますが、本によっては「正常軸は−30度〜90度」と書いてあるものがあります。この場合、−30度〜0度は軽度の左軸偏位として扱い、鑑別表に書いてある病気は参考程度に考えるのがよいと思います。

ということで、「−30度〜0度は参考程度に考える」のですが、ベクトルがその範囲か範囲外かどうやって判断するのでしょう。下の図は何度か分かりますか？ −25度でしょうか？ −30度でしょうか？ −35度でしょうか？ 微妙ですね。

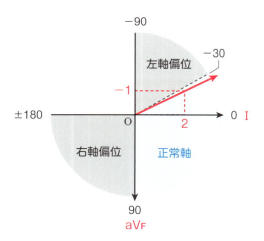

このようなときは、心電計の自動解析を見るのがいいと思います。もしくはⅡ誘導を見ます。詳しい説明は省きますが、Ⅱ誘導が正だったら−30度以上（つまり軽度左軸偏位）、負だったら−30度以下（つまり左軸偏位）となります。
もしくは、次ページの三角関数表から地道に求めるかです。

具体的な角度が気になる方へ

　角度の具体的な数値はあまり重要でないと説明しましたが、気になる方もいらっしゃるでしょう。その場合は cos か sin か tan を求め、三角関数表で確認してください。

角度	sin	cos	tan
0	0.0000	1.0000	0.0000
1	0.0175	0.9998	0.0175
2	0.0349	0.9994	0.0349
3	0.0523	0.9986	0.0524
4	0.0698	0.9976	0.0699
5	0.0872	0.9962	0.0875
6	0.1045	0.9945	0.1051
7	0.1219	0.9925	0.1228
8	0.1392	0.9903	0.1405
9	0.1564	0.9877	0.1584
10	0.1736	0.9848	0.1763
11	0.1908	0.9816	0.1944
12	0.2079	0.9781	0.2126
13	0.2250	0.9744	0.2309
14	0.2419	0.9703	0.2493
15	0.2588	0.9659	0.2679
16	0.2756	0.9613	0.2867
17	0.2924	0.9563	0.3057
18	0.3090	0.9511	0.3249
19	0.3256	0.9455	0.3443
20	0.3420	0.9397	0.3640
21	0.3584	0.9336	0.3839
22	0.3746	0.9272	0.4040
23	0.3907	0.9205	0.4245
24	0.4067	0.9135	0.4452
25	0.4226	0.9063	0.4663
26	0.4384	0.8988	0.4877
27	0.4540	0.8910	0.5095
28	0.4695	0.8829	0.5317
29	0.4848	0.8746	0.5543
30	0.5000	0.8660	0.5774
31	0.5150	0.8572	0.6009
32	0.5299	0.8480	0.6249
33	0.5446	0.8387	0.6494
34	0.5592	0.8290	0.6745
35	0.5736	0.8192	0.7002
36	0.5878	0.8090	0.7265
37	0.6018	0.7986	0.7536
38	0.6157	0.7880	0.7813
39	0.6293	0.7771	0.8098
40	0.6428	0.7660	0.8391
41	0.6561	0.7547	0.8693
42	0.6691	0.7431	0.9004
43	0.6820	0.7314	0.9325
44	0.6947	0.7193	0.9657
45	0.7071	0.7071	1.0000
45	0.7071	0.7071	1.0000
46	0.7193	0.6947	1.0355
47	0.7314	0.6820	1.0724
48	0.7431	0.6691	1.1106
49	0.7547	0.6561	1.1504
50	0.7660	0.6428	1.1918
51	0.7771	0.6293	1.2349
52	0.7880	0.6157	1.2799
53	0.7986	0.6018	1.3270
54	0.8090	0.5878	1.3764
55	0.8192	0.5736	1.4281
56	0.8290	0.5592	1.4826
57	0.8387	0.5446	1.5399
58	0.8480	0.5299	1.6003
59	0.8572	0.5150	1.6643
60	0.8660	0.5000	1.7321
61	0.8746	0.4848	1.8040
62	0.8829	0.4695	1.8807
63	0.8910	0.4540	1.9626
64	0.8988	0.4384	2.0503
65	0.9063	0.4226	2.1445
66	0.9135	0.4067	2.2460
67	0.9205	0.3907	2.3559
68	0.9272	0.3746	2.4751
69	0.9336	0.3584	2.6051
70	0.9397	0.3420	2.7475
71	0.9455	0.3256	2.9042
72	0.9511	0.3090	3.0777
73	0.9563	0.2924	3.2709
74	0.9613	0.2756	3.4874
75	0.9659	0.2588	3.7321
76	0.9703	0.2419	4.0108
77	0.9744	0.2250	4.3315
78	0.9781	0.2079	4.7046
79	0.9816	0.1908	5.1446
80	0.9848	0.1736	5.6713
81	0.9877	0.1564	6.3138
82	0.9903	0.1392	7.1154
83	0.9925	0.1219	8.1443
84	0.9945	0.1045	9.5144
85	0.9962	0.0872	11.4301
86	0.9976	0.0698	14.3007
87	0.9986	0.0523	19.0811
88	0.9994	0.0349	28.6363
89	0.9998	0.0175	57.2900
90	1.0000	0.0000	―

8.3 回転異常

引き続き QRS 波について見ていきます。電気軸では I 誘導と aVF 誘導に注目しました。ここでは $V_1 \sim V_6$ 誘導に注目します。

下の図は、正常な心電図の $V_1 \sim V_6$ 誘導を一列に並べたものです。正常な心電図の特徴は色々ありますが、特に R 波と S 波について何か規則性を見つけることはできますか？

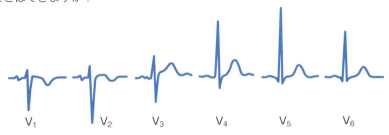

V_1 誘導では [R 波の高さ ＜ S 波の深さ] となっています。V_2、V_3 と R 波の高さは次第に大きくなり、S 波の深さは次第に小さくなるので、どこかで逆転します。正常では V_3 か V_4 誘導で [R 波の高さ ＞ S 波の深さ] となります。

[R 波の高さ ＞ S 波の深さ] となるのが $V_1 \cdot V_2$ 誘導であれば**反時計回転**、$V_5 \cdot V_6$ 誘導であれば**時計回転**と言います。反時計か時計か分からなくなりそうですが、電極を時計の文字盤に置き換えれば覚えやすいです。

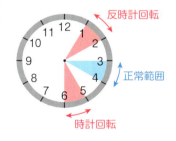

それぞれの回転異常が見られたときに考えられる主な病態は以下の通りです。

反時計回転	時計回転
● 右室肥大	● 右室負荷を生じる先天性心疾患
● 後壁梗塞	● 前壁梗塞
● WPW 症候群	● 肺血栓塞栓症
● 完全右脚ブロック	● COPD、喘息
● 正常亜型（若年者、女性）	● やせ型の成人（立位心）

いかがでしょうか？　比較的分かりやすい所見から、先天性心疾患のように診断が難しい病気を疑うことができます。その結果、見逃しを減らすことができますので、ぜひ利用してみてください。

※それぞれの病気がなぜ反時計回転や時計回転を生じるかを、ひとつひとつ理解するのは大変なので、今は考えなくてよいです。気になる場合は、本書を読み終えた後、専門書で確認してみるとよいです。

回転異常の説明はこれで終わりですが、R波の高さについてもう少し詳しく考えてみましょう。

poor R wave progression

前述したように、R波の高さはV₁からV₃にかけて徐々に高くなるのが正常です。

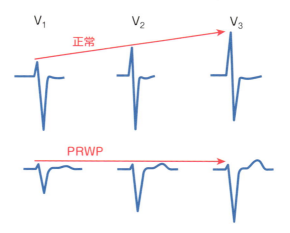

しかし、V₁もV₂もV₃もR波の高さが変わらない場合があり、poor R wave progression（**PRWP**）と言います。明確な基準はありませんが、V₃誘導のR波の高さが0.3 mV以下をいうことが多いです。

PRWPの多くは病的意義はないのですが、なかには陳旧性前壁梗塞の場合があり注意が必要です。

reversed R wave progression

V₁ から V₃ にかけて R 波の高さが変わらない場合を PRWP と言うのでした。

これに対し、V₁ から V₃ にかけて R 波が小さくなる場合があり、reversed R wave progression（**RRWP**）と言います。

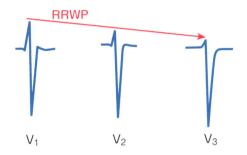

PRWP は多くの場合病的意義はありませんが、RRWP は高い確率で前壁中隔梗塞や心筋炎などの可能性があり、精査が必要となります。

ここまでのまとめ

ここまで、軸偏位と回転異常について見てきました。どちらも、上向きの波（R 波）と下向きの波（Q 波、S 波）の差によって病気を鑑別するものでした。

次節からは、上向きの波と下向きの波の和を利用して、病気を鑑別していきます。

8.4 低電位差

QRS 波の中で、一番高い上向きの波の高さと、一番低い下向きの波の深さを合計したものを振幅と言います。

振幅の大きさによって病気を鑑別することができます。

まずは振幅が小さい場合を考えてみましょう。振幅が正常より小さいことを低電位差と言い、具体的な診断基準は以下の通りです。

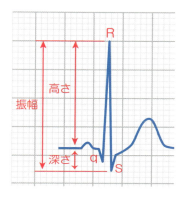

- 四肢誘導：すべての誘導で QRS 波の振幅 ≦ 5 mm
- 胸部誘導：すべての誘導で QRS 波の振幅 ≦ 10 mm

低電位差を認めた場合、以下のような病態が考えられます。

心収縮力の低下	・広範囲の心筋梗塞 ・重症心筋症 ・急性心筋炎 ・アミロイドーシス
心周囲への貯留	・心嚢液貯留（心タンポナーデ） ・胸水貯留 ・全身の浮腫（ネフローゼ） ・左気胸、COPD ・肥満
その他	・甲状腺機能低下症 ・副腎不全 ・正常亜型

これらの病態は、心臓自体が弱っていたり、心臓の周りに空気や液体などがあるために、心臓の電気が電極に届きにくいことが本質です。

第 8 章　複数の疾患を考える心電図

8.5 高電位差

「低電位差」の次は「高電位差」です。これは振幅が正常より大きい状態です。まずは診断基準を確認しましょう。

- V_5 または V_6 誘導の R 波の高さ > **25** mm
- Ⅰ または aVL 誘導の R 波の高さ > **12** mm
- V_1 誘導の S 波の深さ ＋ V_5 誘導の R 波の高さ > **35** mm

低電位差では多くの疾患が鑑別に挙がりましたが、高電位差では次の 2 つだけです。

- 左室肥大
- 正常亜型（特に若年で胸壁の薄い人）

基本的に心臓が正常より活発に活動すると高電位差になりますが、そのような病態はなかなかありません。鑑別すべき病気は、ほぼ左室肥大のみとなります。左室肥大については、次節で詳しく勉強しましょう。

第8章 複数の疾患を考える心電図

8.6 左室肥大

「左室肥大」の定義をご存知でしょうか？　何となく左室の壁が厚くなるイメージがありますが、正確には**心筋の重量が重くなる**ことを言います（具体的な基準はありません）。

ということは、左室肥大を正確に診断するには、解剖して心臓の重量を測るしかないのでしょうか。そこで登場するのが心電図……ではなく、心エコーです。

心エコーによって左室肥大は大きく2種類に分類されます。**求心性肥大**と**遠心性肥大**です。

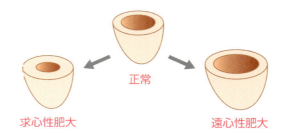

求心性肥大は外径はほとんど変わらず、左室壁が厚くなった状態です。左室から先に抵抗があり、左室に圧が加わると求心性肥大になります。

遠心性肥大は外径が大きくなり、左室壁は正常かむしろ薄くなった状態です。左室に正常よりも多くの血液が流れ込むと遠心性肥大になります。

左室肥大の原因

左室肥大で大事なのは原因です。求心性肥大、遠心性肥大ともに1つの病気で起こるわけではありません。以下のような原因が考えられます。

（主に）求心性肥大	（主に）遠心性肥大
・大動脈弁狭窄症 ・高血圧症 ・肥大型心筋症	・大動脈弁閉鎖不全症 ・僧帽弁閉鎖不全症 ・拡張型心筋症

繰り返しになりますが、左室肥大の診断は心電図ではなく心エコーで行います。しかし、患者さん全員に最初から心エコーを行うのは非現実的ですので、心電図から左室肥大を疑えるようになることが大事です。

左室肥大を疑う所見

- 高電位差
- ST 低下、平低 T 波〜陰性 T 波

主に V_5 誘導でこれらの心電図所見が見られます（V_6、Ⅰ、aV_L 誘導も参考にします）。

平低 T 波とは QRS 波の高さの 1/10 以下の T 波を言います。

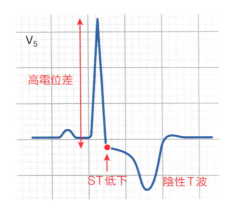

高電位差については前節で説明した通りです。

メインの所見は高電位差ですが、二次性 ST-T 変化として ST 低下、平低 T 波〜陰性 T 波が特徴的です。特に V_5 誘導でこれらの所見が見られたら、左室肥大を疑います。

なお、心電図で求心性か遠心性かの区別はできません。心エコーで行います。

> **ミラーイメージに注意！**

最後に1つ注意点があります。

ST 低下は V_5、V_6 誘導で見られやすいです。V_5、V_6 誘導は V_1、V_2 誘導のほぼ反対側にあたります。よって、V_1、V_2 誘導でミラーイメージとして ST 上昇が見られることがあります。

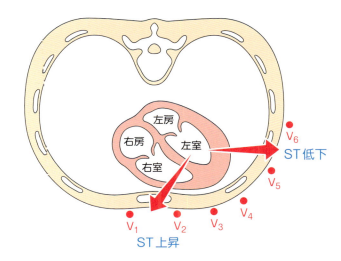

全く無症状の方（検診や入院時のルーチン検査）で V_1、V_2 に ST 上昇を見たら、すぐに心筋梗塞と決めつけるのではなく、左室肥大の可能性を考えてみてください。

第8章 複数の疾患を考える心電図

8.7 右室肥大

肥大の定義と分類は左室肥大と同じです。右室肥大の原因は以下のようになります。

（主に）求心性肥大	（主に）遠心性肥大
・肺高血圧症 ・肺動脈狭窄 ・肺性心 ・肺血栓塞栓症（慢性）	・三尖弁閉鎖不全症 ・心室中隔欠損症 ・不整脈原性右室心筋症 ・右室梗塞

左室肥大同様、診断はエコーで行いますが、心電図から疑えるようになる必要があります。

右室肥大を疑う所見

- 右軸偏位
- V_1・V_2 誘導で高いR波（V_1：5mm以上、V_2：10mm以上）
- V_1・V_2 誘導でST低下、陰性T波（二次性ST-T変化）
- V_5・V_6 誘導でR波の高さ＜S波の深さ

右室肥大では右室の筋肉量が多くなりますので、多くの電気が右室に流れます。そのため、大きな電気の向きである電気軸は、**右軸偏位**となります。

右室の電気ベクトルは V_1、V_2 誘導の方を向いています。V_1、V_2 誘導の上向きの波（R波）は右室の収縮を反映し、右室肥大では V_1、V_2 誘導のR波が高くなります。二次性ST-T変化としてST低下や陰性T波が見られます。

右室の電気ベクトルは V_5、V_6 誘導とは反対の向きです。V_5、V_6 誘導の下向きの波（特にS波）は右室の収縮を反映し、右室肥大では V_5、V_6 誘導のS波の深さが深くなります。その結果、[R波の高さ＜S波の深さ]となります。

第8章 複数の疾患を考える心電図

8.8 心房拡大

　ここからは心房の異常を扱っていきます。心房の異常ということは、P波の異常です。

　P波はもともと小さいので、異常とする感度、特異度は低めです。波形に異常があっても実際には病気でなかったり、波形に異常がなくても実際には病気であったりします。また、心房の異常は命に関わることは少ないです。ですから、P波の異常は少し力を抜いて勉強するのがよいでしょう。

　そもそも、心房ってどのような変化が起こるのでしょうか？　左室のように肥大する（重量が重くなる）のでしょうか？

　心房は心室と異なり、筋肉量が少なく収縮力が弱いので、肥大することはありません。変化が起こるとすれば、引き伸ばされて大きくなります。これを**心房拡大**と言います。

心房拡大の原因

　原因は色々ありますが、最終的に心房に血液が貯留することが本質です。

右房拡大	左房拡大
・三尖弁閉鎖不全症※ ・心房中隔欠損症 ・ファロー四徴症 ・右室肥大	・動脈管開存症 ・僧帽弁閉鎖不全症 ・僧帽弁狭窄症 ・左室肥大

※三尖弁狭窄ではほとんど起こらない

　心室肥大と同様に、心房拡大の診断は心エコーで行います。しかし、初めから全員に心エコーを行うことはできないので、心電図で疑えるようになる必要があります。

　P波から個々の病気を区別することはできませんので、大きく**右房拡大**か**左房拡大**かを判断します。

正常なP波の成り立ち

異常なP波について勉強を始める前に、まずは正常なP波について少し深く知りましょう。正常なP波は2つの成分から成ります。前半が右房、後半が左房です。

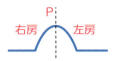

※正確には前半と後半に単純に分かれるわけではないのですが、分かりやすさを重視して本書ではこのように分けて説明します。もちろん、臨床現場で支障は出ませんので安心してください。

それぞれの成分は誘導によって向きが変わります。すべての誘導について向きを覚える必要はありません。Ⅱ誘導とV₁誘導だけに注目します。

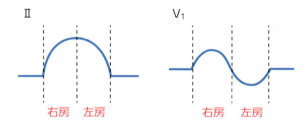

Ⅱ誘導では右房の成分も左房の成分も上向き、V₁誘導では右房の成分は上向き・左房の成分は下向きが正常です。

※この理由は説明できるのですが、かなり長くなり、その割には得るものが少ないのでここではしません。そもそもP波の異常については力を抜いて勉強するのでした。忘れてしまったら本書を見るか、上の図をスマホにでも保存しておけば大丈夫です。

心房拡大があると上の図がどのようになるか考えてみましょう。右房でも左房でもどちらにも言えるのは心房拡大があると「**主張が強くなる**」ということです。それぞれの場合、どのようになるか考えていきましょう。

左房拡大の心電図

Ⅱ誘導では左房成分は上向きが正常でした。左房拡大では左房成分の主張が強くなり、破線のようにさらに上向きになります。

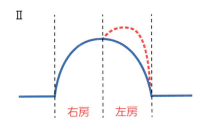

これをなめらかに書き直すと下のようになり、**ノッチ**と言われる谷間が見られ、山が2つ（**二峰性**）になります。

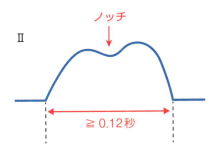

左房拡大が起こると、全体に命令が伝わるのに時間がかかります。その結果、幅が **0.12 秒以上** になります。

※ 0.12 秒未満が正常値です。

V₁誘導では左房成分は下向きでした。その主張が強くなると、破線のようにさらに下向きになります。

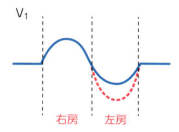

　具体的にどのくらいかというと、下向きの部分（終末陰性成分）の横幅（mm）と深さ（mm）をかけたもの（Morris' index）が1mm²以上となります。

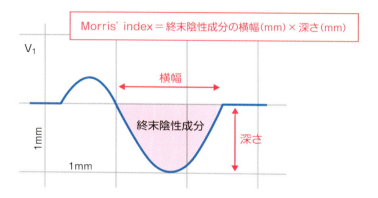

　まとめると以下のようになり、これらすべてを満たした場合に左房拡大の可能性が高くなります。

- Ⅱ誘導のP波がノッチを伴い二峰性を示す
- Ⅱ誘導のP波の幅 ≧ 0.12秒
- V₁誘導のP波の終末陰性成分の横幅×深さ（Morris' index）≧ 1mm²

※すべてを満たさない場合でも左房拡大の可能性はあり得ます。悩んだら心エコーを検討してください。

右房拡大の心電図

Ⅱ誘導では右房成分は上向きが正常でした。右房拡大ではこの主張が強くなり、破線のようにさらに上向きになります。

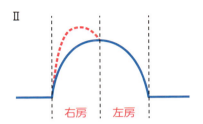

これをなめらかに書き直すと下のようになり、P 波の高さが 2.5mm 以上となります。

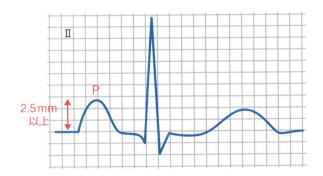

- Ⅱ誘導の P 波の高さ ≧ 2.5mm

右房拡大の診断基準はこれだけです。

V_1 誘導での診断基準もありますが、あまり当たらないので、ここでは紹介しません。そもそも P 波の異常は参考程度に見れば OK です。どうしても気になる方は、専門書で調べてみてください。

第9章 系統的な読み方と鑑別診断

第2章から第8章まで、いろいろな心電図所見を学んできました。「心電図を読む」ということは、これらの心電図所見があるかどうかを判断することです。今まで勉強してきた知識をもとに、効率的で、かつ漏れがない、心電図の読み方を考えていきましょう。

第9章　系統的な読み方と鑑別診断

「心電図を読む」ということ

まずはパターン認識で緊急性を判断する

　「心電図を読む」ということは、ここまで勉強してきたような異常な所見があるかどうか、漏れなく判断することです。ただし、臨床では時間が大切です。特にERでは10秒程度（少なくとも1分以内）で緊急性の判断はしたいです。
　そこで、まずは「**緊急性の高い心電図かどうか**」をパターン認識で判断します。

次に他の疾患がないか、系統的に見ていく

　緊急性が高くないと判断できたら、他の病気が含まれていないか確認します。その際に漏れがないように**系統的な読み方**が必要になります。
　「絶対的にこれがよい」という系統的な読み方はありません。ここで紹介するのは、あくまで私のやり方です。これを参考に、自分なりの読み方を身につけていただければと思います。

メインの所見は何か、に注目する

　なお、本書では見やすさを優先し、メインでない所見では病名を省略したものがあります。
　例えば、右脚ブロックでST低下が見られることがありますが、「QRS幅≧3mm」と「V_1誘導でR＜R'」がメインの所見であり、これらが見られたらST低下の有無に関わらず右脚ブロックが鑑別に挙がります。したがって、ST低下の鑑別に右脚ブロックは載せていません。

　また、鑑別表はすべての疾患を網羅しているわけではありません。もちろん、致死的であったり重要度の高い疾患は記載していますが、軽症で緊急性の低い疾患は省略している場合があります。PQ時間短縮やQT時間短縮など、命に関わることのないものも省略しました。必要に応じ、自分で鑑別表に書き込んでください。

0 パターン認識

系統的な読み方を行う前に、**緊急性の高い不整脈、心筋梗塞**がないか、パターン認識を行ってください。

1 心拍数

モニターや自動解析の心拍数を見るのも悪くはないです。ただし、不整脈などでは心拍数が正しく表示されない可能性もあるので、自分でも計算しましょう。

心拍数・・・(　　　　　　　　)/分

正常な心拍数は 50 〜 100/分です。頻拍、徐脈のときは必ず原因を考えましょう。

頻脈

QRS 波が狭い (narrow) 場合

- 洞性頻脈
- 心房細動
- 心房粗動
- 発作性上室頻拍

QRS 幅が広い (wide) 場合

- 心室細動
- 心室頻拍 (TdP)
- WPW 症候群の心房細動
- 脚ブロックを伴う上室頻拍、洞性頻脈

徐脈

- 洞性徐脈
- 洞不全症候群
- 房室ブロック (2 度、3 度)

2 調律

Ⅰ誘導、Ⅱ誘導でP波が陽性か陰性かを判断します。

> Ⅰ誘導：　　陽性　・　陰性
> Ⅱ誘導：　　陽性　・　陰性

- 洞調律 ……………… Ⅰ誘導で陽性、Ⅱ誘導で陽性
- 冠静脈洞調律 …… Ⅱ誘導で陰性
- 左房調律 ………… Ⅰ誘導で陰性

3 軸偏位

Ⅰ誘導、aVF 誘導で［R 波の高さ－ Q 波の深さ－ S 波の深さ］が正か負かを判断します。

> Ⅰ誘導：　　正　・　負
> aVF 誘導：　正　・　負

- Ⅰ誘導が正、aVF 誘導が正 ……… 正常軸（軸偏位なし）
- Ⅰ誘導が負、aVF 誘導が正 ……… 右軸偏位
- Ⅰ誘導が正、aVF 誘導が負 ……… 左軸偏位

軸偏位があった場合は、186 ページで鑑別疾患を確認してください。

右脚ブロックの場合、2 枝ブロック、3 枝ブロックになっていないか確認してください。

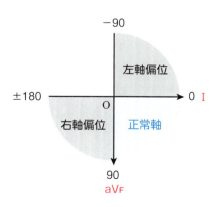

4 回転異常

[R波の高さ＞S波の深さ]がどの誘導で起こっているか確認します。

（　　　　　）誘導

$V_1 \sim V_2$ 誘導（**反時計回転**）もしくは $V_5 \sim V_6$ 誘導（**時計回転**）の場合、196ページで鑑別疾患を確認してください。

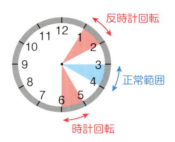

5 P波

Ⅱ誘導、V_1 誘導で右房拡大、左房拡大の評価をします。

Ⅱ誘導でのノッチ：　　　　　　　　有 ・ 無
V_1 誘導での Morris' index：（　　　　　）mm^2
Ⅱ誘導での高さ：　　　　（　　　　　）mm

Ⅱ誘導でノッチが見られ、V_1 誘導で Morris' index $\geq 1\,mm^2$ なら左房拡大、Ⅱ誘導で高さが 2.5 mm 以上なら右房拡大の可能性があります。

左房拡大もしくは右房拡大が見られたら、205ページで鑑別疾患を確認してください。なお、P波が見られず、かつ診断がつきにくいものとして高K血症があります。

6 QRS波

すべての誘導を丁寧に見ていきます。

異常 Q 波の見られる誘導：　（　　　　　　　　）
QRS 波の振幅・高さ：　　（　　　　　　　　）
QRS 波の幅：　　　　　　（　　　　　　　　）

異常 Q 波はありませんか？

異常 Q 波は ST 変化に比べそれほど目立たないので、見落としがあるかもしれません。しっかり確認しましょう。以下の場合は病的意義が乏しいです。

- V_1 誘導のみ
- Ⅲ誘導のみ
- aV_L 誘導のみ
- aV_R 誘導のみ

低電位差はありませんか？

- 四肢誘導：すべての誘導で QRS 波の振幅 ≦ 5 mm
- 胸部誘導：すべての誘導で QRS 波の振幅 ≦ 10 mm

これらが見られた場合、199 ページで鑑別疾患を確認してください。

高電位差はありませんか？

- V_5 または V_6 誘導の R 波の高さ > 25 mm
- Ⅰ または aV_L 誘導の R 波の高さ > 12 mm
- V_1 誘導の S 波の深さ ＋ V_5 誘導の R 波の高さ > 35 mm

これらが見られたら、心室肥大の有無を確認してください。左室肥大があった場合、201 ページで原因疾患を考えてください。

V₁〜V₃誘導での増高は正常ですか？

PRWP、RRWP の有無を確認します。特に RRWP は**前壁中隔梗塞**の可能性が高いです（198 ページ）。

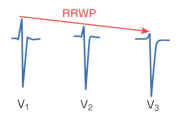

V₁誘導、V₂誘導で R 波が高すぎませんか？

V₁ 誘導で R 波の高さが 5mm、V₂ 誘導で R 波の高さが 10mm 以上、[R 波の高さ＞S 波の深さ] は R 波が高すぎます。以下が鑑別に挙がります。

- 後壁梗塞（T 波は陽性となっています）
- 右室肥大
- 肺血栓塞栓症

QRS 幅は広くありませんか？

QRS 幅は目盛り 2.5 個未満が正常です。これより大きい場合、以下が鑑別に挙がります。

- 右脚ブロック
- 左脚ブロック（新規発症の左脚ブロックは ACS の可能性があります）

7 ST変化

　明らかなST変化があればすでに判断していると思いますが、変化が小さい場合や他に目立つ所見（完全房室ブロックなど）があった場合に見落としてしまう可能性があります。念のため再度確認しましょう。

　　ST上昇：（　　　　　　　　　　　）
　　ST低下：（　　　　　　　　　　　）

ST上昇

　等電位線からJ点が1mm以上、上にあればST上昇です。ただし、V_1〜V_3誘導では2mmまでは正常です。以下の鑑別は必須です。

- 心筋梗塞（ST上昇がずっと続けば心室瘤、ST上昇の再発は心膜炎かステント血栓）
- 冠攣縮狭心症
- 心外膜炎（aV_R、V_1以外）
- 心筋炎
- 早期再分極（ノッチやスラーが存在する）

ST低下

　等電位線からJ点が1mm以上、下にあればST低下です。以下の鑑別は必須です。

- 後壁梗塞
- 狭心症
- 右室肥大（特にV_1〜V_3）
- 肥大型心筋症（特にV_3〜V_6）
- ジギタリス

8 T波

すべての誘導を丁寧に見ていきます。

T波の増高：（　　　　　　　　　　　）
陰性T波：（　　　　　　　　　　　）

※T波はⅠ、Ⅱ、aV_F、V_4～V_6で上向き、aV_Rで下向きが正常です。

T波の増高

胸部誘導で10mm以上、四肢誘導で5mm以上、R波の高さの1/2以上が目安です。以下の鑑別は必須です。

- 後壁梗塞（特にV_1～V_3）
- 高K血症

陰性T波

以下の鑑別は必須です。

- 心筋梗塞
- 急性冠症候群（Wellens症候群）
- 肺血栓塞栓症

巨大陰性T波

左右対称で深さが10mm以上の陰性T波を巨大陰性T波と言います。巨大陰性T波が見られる代表的疾患は上記に加え、以下のようなものがあります。

- 心肥大（特に心尖部肥大型心筋症）
- クモ膜下出血
- たこつぼ心筋症
- 褐色細胞腫

9 PQ時間、QT時間

P波の始めからQRS波の始めまでがPQ時間、Q波の始めからT波の終わりまでがQT時間です。

PQ時間：　　　（　　　　　　　）秒
QT時間、QTc：（　　　　　　　）

PQ時間は0.2秒（目盛り5個）以上で延長です。

QT時間は0.45秒、QTcは0.45以上で延長です。QT時間延長は、「T波の終わりがRR間隔の半分かどうか」が目安になります。

QT時間延長があれば、157ページを参考に原因を考えてください。意識消失、めまい、ふらつきが症状の場合、QT時間延長が原因のTdP、心室細動であった可能性があります。

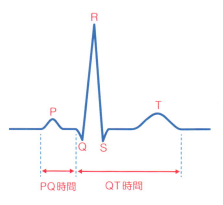

10 最後に

肺血栓塞栓症は様々な心電図になります。再度、可能性はないか確認してください。

心筋梗塞は診断が難しい場合があります。迷ったら帰宅させずに、繰り返し心電図をとるのがよいです。

あとがき

　最後までお読みいただき、ありがとうございます。

　本書を読み終わった今、以前よりだいぶ力がついたと感じておられるのではないでしょうか。重要で頻度が高いものを重点的に勉強しましたので、国試や臨床できっと力を発揮するはずです。

　ただし、本書は勉強のしやすさ、効率を重視しているため、細かい例外や、頻度が低くかつ緊急性が低い心電図の説明は割愛しました。もっと勉強したい方は、他の本を読んでみるのもいいでしょう。

　このように言うと、「じゃあ、最初からもっと細かいことが書いてある本を読めば良かった」と思われるかもしれません。でも、初学者が初めからそのような本を読んでも、おそらく理解できずに挫折してしまいます。

　しかし、今は違います。心電図の大事な部分はしっかり学びましたので、おそらくどの本を読んでもすんなりと理解できるはずです。もしくは、理解したり暗記したりする必要のない内容を判断することができ、無駄に時間をかけることがなくなります。

　時間がない場合は、心電図の勉強はここでいったん終了してもよいでしょう。皆さんは心電図以外にも多くの科目を学ばなければいけません。どの科目の知識も大事です。まんべんなく学んだのち、時間に余裕ができたら、そのときに心電図の知識を深めてください。

　それでは、皆さんの国試合格や臨床での活躍を期待して終わりとさせていただきます。

レジデントのための これだけ心電図
索引

ア 行

- アシドーシス ... 16
- アーチファクト ... 82
- アドレナリン ... 15
- アトロピン静注 ... 45
- アブレーション ... 46
- アミロイドーシス ... 46
- 安定狭心症 ... 142
- 異常Q波 ... 116
- 息こらえ ... 64
- Ⅰ誘導 ... 123
- 陰性T波 ... 118, 202, 219
- 植込み型除細動器 ... 154
- ヴェンケバッハ型房室ブロック ... 94
- 右脚 ... 11, 171
  - ──ブロック ... 172, 177
- 右胸心 ... 186
- 右軸偏位 ... 187
- 右室梗塞 ... 132
- 右室肥大 ... 204
- 右側胸部誘導 ... 133
- 右房拡大 ... 205
- 運動負荷心電図 ... 144
- 遠心性肥大 ... 201

カ 行

- 下行型ST低下 ... 139
- 下壁梗塞 ... 126
- 回転異常 ... 196
- 外膜 ... 167
- 拡張型心筋症 ... 201
- 褐色細胞腫 ... 57, 71
- 活動電位 ... 2
- カルシウム拮抗薬 ... 161
- カルチコール ... 182
- カルディオバージョン ... 22
- 冠静脈洞調律 ... 164
- 冠性T波 ... 118
- 冠動脈 ... 113
- 冠動脈造影 ... 140
- 冠攣縮狭心症 ... 146
- 完全右脚ブロック ... 177
- 完全左脚ブロック ... 178
- 完全房室ブロック ... 41
- 基線 ... 104
- 偽性心室頻拍 ... 162
- 脚ブロック ... 171
- キャリブレーション ... 102
- 求心性肥大 ... 201
- 急性意識障害 ... 22
- 急性冠症候群 ... 219
- 急性心不全 ... 22
- 虚血性胸部不快感 ... 22
- 虚血性心疾患 ... 101
- 巨大陰性T波 ... 219
- 胸骨圧迫 ... 15, 35
- 胸水貯留 ... 199

胸部誘導	108
狭心症	136
緊張性気胸	16
クモ膜下出血	57
グルコン酸ナルシウム	182
クレアチンキナーゼ（CK）	147
頸動脈洞マッサージ	64
経皮ペーシング	47
痙攣	53
抗ウイルス薬	157
抗凝固薬	56
抗菌薬	157
抗ヒスタミン薬	157
抗不整脈薬	161
高K血症	46, 182
高Ca血症	183
高血圧症	57, 201
高電位差	200
高度房室ブロック	93
甲状腺機能亢進症	57, 71
甲状腺機能低下症	74, 199
コードブルー	15
後壁梗塞	128

サ 行

左脚	11, 171
──ブロック	172, 178
左脚後枝	38, 171
──ブロック	173, 180
左脚前枝	38, 171
──ブロック	172, 179
左軸偏位	187
左室肥大	201
左主幹部梗塞	134
左前下行枝	121
左房拡大	205
左房調律	164
細動波	56
再分極	12, 168
サルコイドーシス	46, 74
3枝ブロック	175
3：1房室ブロック	93
3：2房室ブロック	92
三尖弁閉鎖不全症	204, 205
Ⅲ誘導	123
ジギタリス	170
刺激伝導系	11
四肢誘導	109
死亡確認	28
自動体外式除細動器	34
自動能	41
軸偏位	186
失神	53
終末陰性成分	208
粥腫	142
出血	71
循環血液量減少	16
除細動	15, 32
除細動器	34
徐脈	44, 73, 213
上行型ST低下	139
上室期外収縮	80
ショック	22
心外膜炎	118, 218
心筋逸脱酵素	147
心筋炎	167, 172
心筋梗塞	112
心筋症	74, 172
心室期外収縮	77
心室細動	14
心室中隔	116
心室中隔欠損	186, 204
心室頻拍	18

心室瘤	118, 218
心静止	24
心尖部肥大型心筋症	219
心タンポナーデ	16, 199
心停止	25
心内膜炎	46
心囊液貯留	199
心拍数	11, 86
心肥大	219
心不全	57, 71
心房拡大	205
心房細動	55, 161
心房粗動	59
心房中隔欠損	186, 205
心膜炎	167
振幅	199
水平型 ST 低下	139
ステント血栓	118, 218
スパイク	47
スポーツ心臓	73
スラー	169, 177
正常軸	194
先天性心疾患	196
前下行枝	121
前壁中隔梗塞	121
早期再分極症候群	168
僧帽弁狭窄症	205
僧帽弁閉鎖不全症	201, 205
側壁梗塞	123

タ　行

第 1 度房室ブロック	97, 175
第 2 度房室ブロック	48, 92
第 3 度房室ブロック	41
大動脈弁狭窄症	201
大動脈弁閉鎖不全症	201

たこつぼ心筋症	166
脱水	71
脱分極	12
中毒	16
低 K 血症	183
低 Ca 血症	183
低酸素	16
低体温	16
低電位差	199
デルタ（δ）波	160
電解質異常	182
電気軸	187
電気ベクトル	189
テント状 T 波	182
時計回転	196
等電位線	104
動悸	56, 59
動脈管開存症	205
動脈硬化	142
洞結節	11, 99
洞性徐脈	73
洞性頻脈	70
洞調律	163
洞停止	99
洞不全症候群	52, 99
洞房ブロック	100
トルサード・ドゥ・ポアント	158
トロポニン I	147
トロポニン T	147

ナ　行

2 枝ブロック	174
2 : 1 伝導	60
2 : 1 房室ブロック	92
二次性 ST-T 変化	177
二相性 T 波	143

索引

二段脈	79
二峰性	207
Ⅱ誘導	123
脳圧亢進	74
脳梗塞	57
ノッチ	169, 207

ハ 行

肺血栓塞栓症	150
肺高血圧症	204
肺性心	204
肺動脈狭窄	204
バッグバルブマスク	15
発熱	71
バルサルバ手技	64
反時計回転	196
ヒス束	11
肥大型心筋症	201
肥満	57, 199
貧血	16
頻拍	56, 63
頻脈	70, 213
ファロー四徴症	205
不安定狭心症	142
不完全右脚ブロック	177
不完全左脚ブロック	178
不整脈原性右室心筋症	204
副腎不全	199
副伝導路	159
プラーク	142
ブルガダ型心電図	154
ブルガダ症候群	153
プルキンエ線維	11, 41
分枝ブロック	173
平低T波	202
ベクトル	163, 189
ペーシング	47, 67
ペースメーカー	53
β遮断薬	74, 161
ヘミブロック	173
弁膜症	57, 172
房室結節	11, 55
房室ブロック	38
発作性上室頻拍	63
盆状ST低下	170

マ 行

マス	20
脈ありVT	21
脈なしVT	21
脈拍数	76
ミラーイメージ	129, 134
無脈性電気活動	29
無脈性VT	21
迷走神経亢進	46
めまい	53
目盛り	20
モビッツⅡ型房室ブロック	95
モーリス・インデックス	208

ヤ 行

誘導	108
陽性T波	130
4：1伝導	60
4：1房室ブロック	93
4：3房室ブロック	92

ラ 行

リウマチ熱	74
立位心	186, 196

欧　文

ACLS ································· 17
AED ·································· 34
Af：atrial fibrillation ········· 55
AFL：atrial flutter ············· 59
AHA ガイドライン ·············· 17
artifact ······························ 82
asystole ····························· 24
atrioventricular block ······· 41
aV$_F$ 誘導 ··························· 109
aV$_L$ 誘導 ··························· 109
aV$_R$ 誘導 ··························· 109
AV ブロック ······················ 38
Bazett の式 ······················ 156
BLS ································· 17
Brugada 型心電図 ············ 154
Brugada 症候群 ················ 153
Ca 拮抗薬 ························ 161
CK ·································· 147
CK-MB ··························· 147
COPD ······················· 71, 186
coved 型 ·························· 153
DNR オーダー ··················· 25
f 波 ································· 56
F 波 ································· 60
H$_2$ ブロッカー ················· 157
ICD：implantable cardioverter defibrillators ··············· 154
J 点 ································ 115
Mobitz II 型房室ブロック ··· 95
Morris' index ················· 208
narrow QRS ·········· 21, 90, 213
P 波 ······················ 10, 12, 206
　──消失 ······················ 182
pause ······························· 54

PEA：pulseless electrical activity ································· 29
PQ 延長 ····················· 98, 175
PQ 時間 ······················ 43, 94
PR 低下 ·························· 167
PRWP：poor R wave progression ·························· 197
pseudo VT ····················· 162
PSVT：paroxysmal supraventricular tachycardia ······ 63
PVC：premature ventricular contraction ················· 77
Q 波 ························· 10, 116
qRR' 波 ··························· 107
QRS 軸 ···························· 188
QRS 波 ······················ 10, 12
qRs 波 ···························· 104
qRS 波 ···························· 104
QRS 幅 ······················ 19, 90
QS 型 ······················ 106, 178
QT 延長症候群 ················ 155
QT 時間 ·························· 155
QT 短縮 ·························· 183
QTc ································ 155
R 波 ································· 10
　──増高 ······················ 129
R' 波 ························ 107, 177
R on T ···························· 78
RR' 型 ···························· 178
RR 間隔 ················ 42, 66, 87
RRWP：reversed R wave progression ······················ 198
rS 型 ······························· 178
RSS' 波 ··························· 106
S I Q III T III ···················· 150
S 波 ································· 10
S' 波 ······························· 106

saddleback 型	153
sick sinus syndrome	52
sinus bradycardia	73
sinus tachycardia	70
SpO_2 低下	71
ST 上昇	114, 146, 218
ST 低下	129, 136, 218
SVPB：supraventricular premature beats	80
T 波	10
── 増高	114, 130, 182
TdP：torsades de pointes	158
U 波増高	183
V_1 誘導	108
V_2 誘導	108
V_3 誘導	108
V_{3R} 誘導	133
V_{4R} 誘導	133
V_4 誘導	108
V_5 誘導	108
V_6 誘導	108
V_7 誘導	128
V_8 誘導	128
V_9 誘導	128
VF：ventricular fibrillation	14
VT：ventricular tachycardia	18
Wellens 症候群	143
Wenckebach 型房室ブロック	94
wide QRS	21, 91, 213
WPW 症候群	159

レジデントのための
これだけ心電図

定価(本体 4,000 円+税)

2018 年 2 月 3 日	第 1 版	
2018 年 2 月 9 日	第 1 版 2 刷	
2018 年 4 月 18 日	第 1 版 3 刷	
2018 年 8 月 15 日	第 1 版 4 刷	
2019 年 4 月 7 日	第 1 版 5 刷	
2020 年 2 月 27 日	第 1 版 6 刷	
2020 年 6 月 11 日	第 1 版 7 刷	
2020 年 11 月 11 日	第 1 版 8 刷	
2021 年 6 月 10 日	第 1 版 9 刷	
2022 年 1 月 26 日	第 1 版 10 刷	
2022 年 8 月 26 日	第 1 版 11 刷	
2024 年 1 月 28 日	第 1 版 12 刷	

著 者 佐藤弘明

発行者 梅澤俊彦

発行所 日本医事新報社 www.jmedj.co.jp
〒101-8718 東京都千代田区神田駿河台 2-9
電話 03-3292-1555(販売)・1557(編集)
振替口座 00100-3-25171

DTP ライブコンタクト(渡瀬晃)

装 幀 Malpu Design(陳湘婷)

印 刷 ラン印刷社

ⓒ 2018 Hiroaki Sato Printed in Japan
ISBN978-4-7849-4730-0

JCOPY <(社)出版者著作権管理機構 委託出版物>

本書の無断複写は著作権法上での例外を除き禁じられています。複写される場合は、そのつど事前に(社)出版者著作権管理機構(電話 03-5244-5088、FAX 03-5244-5089、e-mail: info@jcopy.or.jp)の許諾を得てください。